アドバンス・ケア・プランニングのすすめ

―「私の生き方連絡ノート」を活用して―

自分らしい「生き」「死に」を考える

自分らしい「生き」「死に」を考える会 編

::: EDITEX

はじめに

　私は内科医として長年医療に携わっていますが、どうしてもこころ苦しくなるときがあります。患者さんと意思の疎通ができないことで、患者さん本人の希望に沿った医療や処置が行えているのかどうか、それを確かめることができない状況に出会うからです。

　どうしたら本人の意思を生かすことができるのだろう、と自問自答する日々が続き、答えを求めて東京大学の臨床倫理学講座や東京大学大学院の臨床死生学講座を受講しました。そこで出会った人たちを中心として、2008年11月に『自分らしい「生き」「死に」を考える会』を立ち上げました。この会を通じて、みなさんに「生き方」を大事にしたうえでの「人生の最期まで」を考えて、書き残してもらおうと、2009年に『私の生き方連絡ノート』を作成しました。

　『私の生き方連絡ノート』は、治療を受けるときにぜひ考えておいてもらいたい医療上のポイントがわかるようになっています。自分の生き方を大事にして、何を書けば最期のときまでの意思表示が可能かという点について工夫しました。幸いにも予想を超える反響で、今日に至るまで多くの人へ届けてきましたが、医療と介護の現状や基礎知識をもっと知っていただく必要性を感じて、いわば『私の生き方連絡ノート』の副読本の意味合いをこめて作成したのが本書です。本書を読んでいただきながら、『私の生き方連絡ノート』を活用していただきたいと思います。

　この世で生命を得たものはいつか必ず最期を迎えます。これはみな平等に起こることですが、頭では理解していてもなかなか自分のこととして認識するのは難しいものです。本書を読みながら、現実の自分のこととして考え、向き合っていただき、元気な人は家族とともに、闘病中の人は医療スタッフとも相談して、『私の生き方連絡ノート』を書けるところから書き始めてください。

　—— 自分の意思を明らかにしておくことは、家族の迷いをなくす愛情の証 ——

　本人が意思表示できない状態で家族が医療の選択に迫られたとき、家族や医療スタッフがあらかじめ本人の意思を理解していれば、本人はもとより家族も後悔のない最期の大事な時間の過ごし方を選ぶことができます。本人、家族、医療スタッフが思いをひとつにして、「今までよく生き切ったね。お疲れさまでした！」と言える最期に向かうために、本書と『私の生き方連絡ノート』をご利用いただき、人生を練り上げていただきたいと願っております。

2016年7月
自分らしい「生き」「死に」を考える会　代表　渡辺 敏恵

目 次

はじめに 3

第1章　自分が望む医療を考えよう
― アドバンス・ケア・プランニングのすすめ ―

1. 老後の生活と健康を考える 10
2. 病気でも自分らしく生きるために 11
3. 医療に関する事前指示とは？ 12
4. 医療の希望を書面で明確にする 14
5. リビングウィルの有効性 16
6. 『私の生き方連絡ノート』を活用しよう 17
7. アドバンス・ケア・プランニングの考え方 18
8. 生と死について考えてみよう 20

コラム　日本での事前指示の考え方 22

第2章　終末期医療と延命治療を理解しよう
― 人生最後の医療を自分で決めるために ―

9. 終末期の医療における重要な選択 24
10. 延命治療で行われる処置 25
11. 食事ができなくなったとき 26
12. 胃ろう（胃に栄養を直接入れる）― 人工的栄養補給① ― ... 28
13. 静脈栄養法（血管に栄養を入れる）― 人工的栄養補給② ― ... 30
14. 人工的栄養補給は行わない ― 人工的栄養補給③ ― 32
15. 人工呼吸器を装着するとき 34
16. 認知症が進んだときの医療の選択 36

コラム　フレイルとサルコペニア 38

第3章　医療を受ける場所を決めよう
― 包括的な医療と介護サービスの連携 ―

- 17 症状に合った医療機関を選択する ……………………… 40
- 18 心と体の痛みをとる緩和ケア ……………………………… 42
- 19 緩和ケアが提供される場所 ………………………………… 44
- 20 在宅医療を支援するかかりつけ医 ………………………… 46
- 21 地域包括ケアシステムの構築 ……………………………… 48
- 22 キュアからケアの医療へ …………………………………… 50

　コラム　全人的ケアとグリーフケア …………………………… 52

第4章　『私の生き方連絡ノート』を書いてみよう
― アドバンス・ケア・プランニングの実践 ―

- 23 『私の生き方連絡ノート』について ……………………… 54
- 本書付録『私の生き方連絡ノート』………………………………… 57

おわりに …………………………………………………………………… 78

本書の使い方

第1章～第3章の本文（右ページ下部）に、いくつかの質問が設けてあります。本文を読んでどのように感じたか、いつもどのように考えてきたのかなどを、自分の言葉で表してみてください。まだ考えがまとまらなかったり、どのように書こうか迷ったときは、後でゆっくり見直せばよいので、次のページへ読み進んでください。

1 老後の生活と健康を考える

老後をどこで、どのように暮らしていきたいと思いますか？

keyword
☐ 高齢化社会
☐ 老後の生活
☐ ライフプラン

あなたは老後の生活についてどのような計画をしていますか？ 家族と一緒に自宅でのんびりと暮らしたい人もいれば、老人ホームなどの施設で好きなことをして自由に過ごしたいと考えている人もいるでしょう。高齢になると病気がちになり、健康面で不安を感じることが多くなります。認知症を患ったり、突然倒れて動けなくなる場合もありますので、歳をとって大きな病気になったときのことを事前に考えておくのはとても大切です。

我が国は、親と未婚の子のみの世帯と、夫婦のみの世帯が増加傾向にあり、**核家族**の進展と**超高齢社会**の到来が深刻な問題となっています。そのため、高齢の夫婦や単身者が、自宅でも安心して生活できる環境の整備が求められています。地域全体で医療や介護を支えるための国（厚生労働省）の指針として**地域医療連携**があり、その主な内容は第3章で解説しますが、誰もが老後をいきいきと暮らせるための環境づくりが急速に進められています。

治療や介護を伴う生活は、自分だけでなく、周囲の人の生活にも大きく関わってきます。家族の負担や心配事を減らすためには、医療や介護サービスを適切に利用して、自分が望む生き方を実現するためのライフプランを考える必要があります。とくに、誰と、どのような場所で、どのような医療や介護を受けるのかを中心に考えることが重要です。老後の生活が長く続く場合は、病気の症状や家族環境の変化によって、その時々で考えは変わってきますので、まずは、おおまかに自分が望む暮らし方を想像してみましょう。

✏️ 老後は、誰と、どこで過ごしたいですか？
（できるだけ自宅で過ごしたい、家族に迷惑をかけたくないので施設に行く、など）

　　娘夫婦と自宅で元気に過ごしたい。

✏️ 希望すること・決めたこと

　　家族には迷惑をかけたくない。

➡ 「わかった」に○を付けたら、P.67『私の生き方連絡ノート』「2 今の自分が望む医療、闘病のかたち」を記入しましょう。

記入例　✏️マークの欄に感じたことや考えたことを書き入れましょう。

✏️ 老後は、誰と、どこで過ごしたいですか？
（できるだけ自宅で過ごしたい、家族に迷惑をかけたくないので施設に行く、など）

　　娘夫婦と自宅で元気に過ごしたい。

✏️ 希望すること・決めたこと

　　家族には迷惑をかけたくない。

➡ 「わかった」に○を付けたら、P.67『私の生き方連絡ノート』「2 今の自分が望む医療、闘病のかたち」を記入しましょう。

付録『私の生き方連絡ノート』

第1章～第3章を読んで感じたことを整理して、『私の生き方連絡ノート』を書いてみましょう。書き終わったら、書斎やリビングの引き出しなどに保管して、家族や周囲の人に保管場所を伝えましょう。

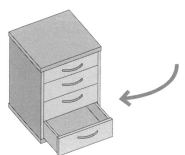
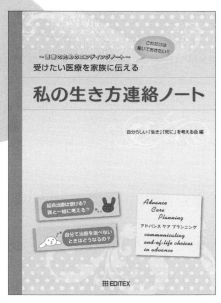

携帯用意思表示カード

『私の生き方連絡ノート』には、携帯用の意思表示カードがあります（P.75）。ハサミで切り取って、外出時に携帯しましょう。

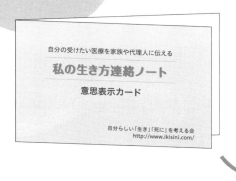
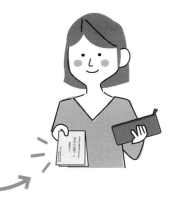

第1章

自分が望む医療を考えよう

―アドバンス・ケア・プランニングのすすめ―

1　老後の生活と健康を考える
2　病気でも自分らしく生きるために
3　医療に関する事前指示とは？
4　医療の希望を書面で明確にする
5　リビングウィルの有効性
6　『私の生き方連絡ノート』を活用しよう
7　アドバンス・ケア・プランニングの考え方
8　生と死について考えてみよう

1 老後の生活と健康を考える

老後をどこで、どのように暮らしていきたいと思いますか？

keyword
☐ 高齢化社会
☐ 老後の生活
☐ ライフプラン

　あなたは老後の生活についてどのような計画をしていますか？　家族と一緒に自宅でのんびりと暮らしたい人もいれば、老人ホームなどの施設で好きなことをして自由に過ごしたいと考えている人もいるでしょう。高齢になると病気がちになり、健康面で不安を感じることが多くなります。認知症を患ったり、突然倒れて動けなくなる場合もありますので、歳をとって大きな病気になったときのことを事前に考えておくのはとても大切です。

　我が国は、親と未婚の子のみの世帯と、夫婦のみの世帯が増加傾向にあり、**核家族**の進展と**超高齢社会**の到来が深刻な問題となっています。そのため、高齢の夫婦や単身者が、自宅でも安心して生活できる環境の整備が求められています。地域全体で医療や介護を支えるための国（厚生労働省）の政策として**地域医療連携**があり、その主な内容は第3章で解説しますが、誰もが老後をいきいきと暮らせるための環境づくりが急速に進められています。

　治療や介護を伴う生活は、自分だけでなく、周囲の人の生活にも大きく関わってきます。家族の負担や心配事を減らすためには、医療や介護サービスを適切に利用して、自分が望む生き方を実現するためのライフプランを考える必要があります。とくに、**誰と、どのような場所で、どのような医療や介護を受けるのか**を中心に考えることが重要です。老後の生活が長く続く場合は、病気の症状や家族環境の変化によって、その時々で考えは変わってきますので、まずは、おおまかに自分が望む暮らし方を想像してみましょう。

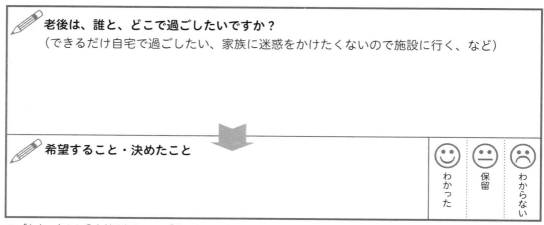

➡「わかった」に〇を付けたら、P.67『私の生き方連絡ノート』「❷今の自分が望む医療、闘病のかたち」を記入しましょう。

2 病気でも自分らしく生きるために

自分の生き方や人生観が、治療や療養生活に大きく関係します。

keyword
☐ 平均寿命
☐ 健康寿命
☐ 治療の選択

　世界保健機構（WHO）が発表した2016年版の「世界保健統計」によると、日本人の平均寿命は世界首位の83.7歳（男女平均）となっています。世界全体の平均寿命は71.4歳なので、日本がいかに長寿国なのかがわかります。日本人の平均寿命は戦後、ほぼ一貫して延びています。がんや心臓病、肺炎、脳卒中などで死亡する率が減ったことが主な要因で、今後さらに平均寿命は延びるといわれています。

　近年は、寿命を伸ばすだけでなく、いかに健康に生活できる期間を伸ばすかに関心が高まっています。医療や介護に依存して生きる期間を除いた期間、つまりは「健康上の問題で日常生活が制限されることなく生活できる期間」を**健康寿命**といい、2000年に世界保健機構がこの概念を提唱しました。平均寿命と健康寿命との差は、簡単に言えば「健康ではない期間」を意味します。厚生労働省が2013年に公開した資料によると、平均寿命と健康寿命との差は、男性で9.02年、女性で12.40年でした。つまり、歳をとって病気になると、10年くらいは介護療養の生活を送る可能性が誰にでもあるのです。

　そこで重要になってくるのが、**生活の質**や**寿命の質**と呼ばれている概念です。がんや認知症、寝たきりの状態になると、生活が一変します。自分の病気と向き合いながら、闘病する生活を考える必要があります。納得のいく治療方法を選び、最期まで自分らしく生きることが、豊かな療養生活を送ることにつながります。

　病気になったときは、治療効果や副作用、後遺症のことなどを考えながら、その時点で最善の方法を医師と相談して治療方針を決めていきます。しかし、ときには治療の選択に迷うこともあるでしょう。例えば、喉頭がんの治療方法を選ぶときに、声が出なくなっても完治する可能性が高い手術を行うのか、完治の確率は下がっても放射線治療で声を守ることを優先するのか、**個人の人生観や価値観が治療の選択を大きく左右**します。

　このような日常生活や仕事に支障が出る治療の決断を迫られることは、誰にでも起こりえます。そうなったときに、これまで**どんなことを大事にして人生を歩んできた**のか、これから**何を優先して生きていきたい**のか、人生観が自己決定を行う際の大きな指針となります。その治療を選んだ結果がどうなるかの見通しも含めて、医師の説明を聞いて、できる限り病状を把握し、自分の生き方に沿った医療を選択するようにしましょう。

3 医療に関する事前指示とは？

希望する医療をあらかじめ決めておくことを、事前指示といいます。

keyword
☐ 事前指示
☐ リビングウィル
☐ 代理人の指名

　重度の認知症や脳の障害などで、**自分の受ける医療を自分で決めることができなくなったとき**に備えて、意識がはっきりとしているうちに、受けたい、または受けたくない医療行為の希望を表明しておくことを**事前指示**（advance directive、AD）といいます。また、指示した内容を文書にしたものは事前指示書（事前指定書）や**リビングウィル**と呼ばれています。事前指示書とリビングウィルは、指示する内容や範囲の違いで、厳密には異なるものとする場合もありますが、本書では、わかりやすくリビングウィルと呼んでいます。

　事前指示の例としては、「1年後の孫の結婚式までは何があっても生きていたいので、その間は可能な限りの治療をしてほしい」、「90歳を過ぎて十分に人生を楽しんできたので、何が起きても積極的な延命治療は受けたくない」、「延命治療は希望しないけど、痛みや苦しみは極力取り除いてほしい」などがあり、まさに人生の終盤に受ける医療の中身に関する具体的な指示となります。

　また、**本人の代わりに治療方針を決める代理人を指名**したり、療養する場所（在宅療養や入院療養、入所療養）の希望など、医療行為以外についても指示したものは**アドバンス・ケア・プランニング**（advance care planning、ACP）と呼ばれており、リビングウィルよりも広い概念の取り組みとして近年注目されています。アドバンス・ケア・プランニングの具体的な考え方については、本章で後ほど解説します（P.18）。

　欧米などでは事前指示に法的効力が与えられており、原則的にその内容に沿った医療を受けることが可能です。一方、現在の日本では、**事前指示に法的効力はありません**。しかし、終末期の医療に関するガイドラインでは、事前指示の重要性が強調されています。実際の医療現場でも、患者さんの家族と医療スタッフが事前指示を参考にしながら、**患者さんにとって最善の医療を提供**しようという意識が高まっています。

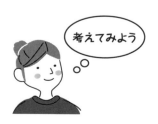
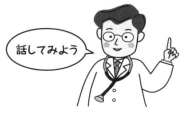
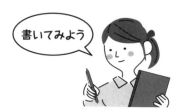

第1章　自分が望む医療を考えよう － アドバンス・ケア・プランニングのすすめ －　　13

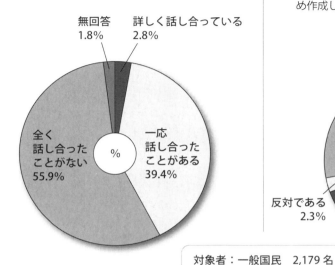

Q あなたは、自分の死が近い場合に受けたい医療や受けたくない医療について、家族とどのくらい話し合ったことがありますか？

- 無回答 1.8%
- 詳しく話し合っている 2.8%
- 全く話し合ったことがない 55.9%
- 一応話し合ったことがある 39.4%

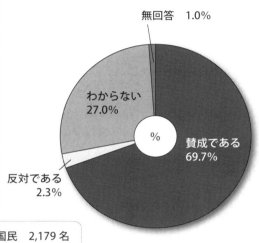

Q あなたは、自分で判断できなくなった場合に備えて、どのような治療を受けたいか、あるいは受けたくないかなどを記載した書面をあらかじめ作成しておくことについてどう思いますか？

- 無回答 1.0%
- わからない 27.0%
- 賛成である 69.7%
- 反対である 2.3%

対象者：一般国民　2,179名

2013年3月 厚生労働省「人生の最終段階における医療に関する意識調査」

---

 ①医療に関する希望を書いてみましょう。
（「回復不能な植物状態であっても生命維持装置で延命を希望する〔もしくは希望しない〕ので、事前指示書を書いておきたい」、「興味はあるが今は書きたくない」など）

②自分の代わりに治療方針を決めてほしい人はいますか？

 希望すること・決めたこと

わかった／保留／わからない

➡「わかった」に○を付けたら、P.73『私の生き方連絡ノート』「❺自分の代わりに判断してほしい人」を記入しましょう。

4 医療の希望を書面で明確にする

医療の事前指示は、その内容を書面に書いて伝えましょう。

keyword
☐ エンディングノート
☐ POLST
☐ 命のカプセル

　実際に事前指示を行いたいときは、どうすればよいのでしょうか？　リビングウィルを取り入れている病院が増えていますので、まずは医師に相談してみましょう。無償で配布している自治体や各種団体もあるので、役所で聞いたり、ネットの検索サイトで調べてみるのもよいでしょう。また、リビングウィルとして使用できる冊子が市販されており、書店などで手軽に入手できます。それらの多くは**エンディングノート**と呼ばれており、主に人生最期の希望やメッセージなどを自由に書いておく連絡帳のような使い方を想定したノートとして作られています。本書に収載している当会作成の『**私の生き方連絡ノート**』も、エンディングノートとして新聞や雑誌などで紹介されることがあります。しかし、実際の内容は、医療の現場で働くスタッフや患者さんの意見を取り入れた**実践的な事前指示**であり、**自分が望む医療の希望を書く**ことに特化しているのが大きな特徴です。

　突然の事故や病気で意識がなくなり、自分が望んでいなかったかたちの治療を受ける場合があります。長期間そのような状態が続き、回復する見込みがないなら、必要以上の治療は受けたくないと考える人が増えています。そのようなとき、自分の受けたい医療、受けたくない医療を事前に表明しておくリビングウィルが役立つ可能性が高いといえます。

　米国では事前指示に法的な効力が与えられていますが、実はそれほど普及していません。その代わりとして、**POLST**（ポルスト）（Physician Order for Life Sustaining Treatment；延命治療に関する医師の指示）と呼ばれる指示書が広く使われています。心肺蘇生に対する指示のほかに、緩和医療、抗生剤を含む薬物使用、気管内挿管、人工呼吸器の使用、栄養補給などについて、主治医と一緒に話し合った結果を医師による指示として記載します。これを冷蔵庫の扉や玄関などに掲示しておくことで、救急隊や病院の医療スタッフに自分の意思を伝えることができ、多くの州で法的整備が行われています。POLSTは慢性疾患や致死性の疾患に罹患した際に書くものであるという点が、事前指示書との大きな違いです。

　日本では、自治体が中心となって**命のカプセル**などの運動が一部の地域で始まっており、**救急時連絡シート**として普及し始めています。かかりつけの病院や薬の内容、保険証番号、家族の連絡先などを記入しておきます。医療行為に対する希望を詳しく書いておく項目はない場合が多いので、リビングウィルと一緒に活用するとよいでしょう。

第1章　自分が望む医療を考えよう － アドバンス・ケア・プランニングのすすめ －

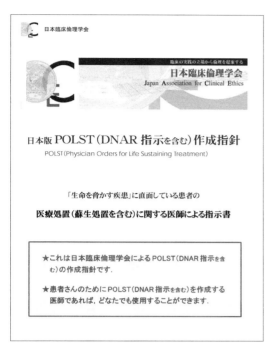

日本版「POLST（DNAR 指示※を含む）」作成指針は、日本臨床倫理学会のホームページで確認できます
http://www.j-ethics.jp/workinggroup.htm

※ DNAR（Do Not Attempt Resuscitation）指示とは、本人や家族の希望で、心肺停止時に心肺蘇生を行わない指示のこと。

国立研究開発法人国立長寿医療研究センターの事前指示書。説明書などは、国立長寿医療研究センターのホームページで確認できます
http://www.ncgg.go.jp/zaitaku1/eol/ad/index.html

事前指示書は、使用する団体や機関によって名称や書式が異なります。

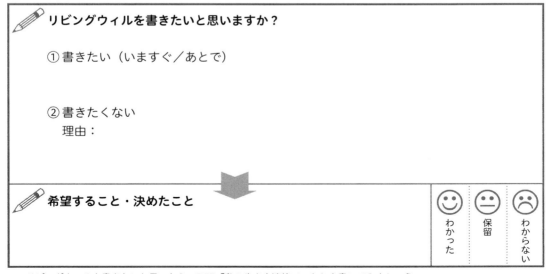

▶ リビングウィルを書きたいと思ったら、P.57『私の生き方連絡ノート』を書いてみましょう。

5 リビングウィルの有効性

リビングウィルを書いても希望通りにならないことがあります。

keyword
- 事前指示の法的効力
- 最善の医療の探索
- 厚労省のガイドライン

　当会は、終末期の医療やリビングウィルをテーマにした講演会を全国各地で行っていますが、その会場で「リビングウィルに書いた通りにしてもらえるのでしょうか？」という質問をよく受けます。前項でも解説しましたが、欧米と異なり日本では医療の事前指示に法的な効力はありません。どんなに精緻に書き込まれたリビングウィルやエンディングノートであっても、現在の日本の法体系の中では希望通りになるとは限りません。

　今日の医療現場では事前指示の重要性が認識されてきており、**患者さんの希望を尊重する**ことが前提とされています。そのためのガイドラインも、厚生労働省やさまざまな医療団体から示されています。しかし、延命治療を中止すると、医師は殺人罪に問われる可能性があるため、医療現場はそのような行為に対して非常に消極的です。治療が苦しいからやめてほしいと患者さんや家族が訴えても、**法律の問題で本人の希望に沿う医療を医師は提供できない場合がある**のです。

　法的な効力が全くないからといって、リビングウィルを書くことが無意味であるということではありません。医療スタッフと家族が、どこまで患者さんの意向に近い治療方針を取ることができるかを相談する（最善の医療の探索）ために、実際にリビングウィルを活用している医療機関は増えています。自分が望まない治療をできる限り受けることがないように、また、治療方針の選択で迷う**家族の心理的負担を減らせる**ことなどを考えると、リビングウィルを作成するメリットは十分にあるといえるでしょう。

厚生労働省「人生の最終段階における医療の決定プロセスに関するガイドライン」

<u>1 人生の最終段階における医療及びケアの在り方</u>
① 医師等の医療従事者から適切な情報の提供と説明がなされ、それに基づいて患者が医療従事者と話し合いを行い、患者本人による決定を基本としたうえで、終末期医療を進めることが最も重要な原則である。
② 終末期医療における医療行為の開始・不開始、医療内容の変更、医療行為の中止等は、多専門職種の医療従事者から構成される医療・ケアチームによって、医学的妥当性と適切性を基に慎重に判断すべきである。
③ 医療・ケアチームにより可能な限り疼痛やその他の不快な症状を十分に緩和し、患者・家族の精神的・社会的な援助も含めた総合的な医療及びケアを行うことが必要である。
④ 生命を短縮させる意図をもつ積極的安楽死は、本ガイドラインでは対象としない。

2007年5月（改訂 2015年3月）抜粋

6 『私の生き方連絡ノート』を活用しよう

リビングウィルは、できるだけ早く健康なときに書くとよいでしょう。

keyword
☐ リビングウィルの作成時期
☐ リビングウィルの保管場所
☐ 私の生き方連絡ノート

　リビングウィルは、いつ書くのがよいのでしょうか？　多くの人は、「今は元気だから、もっと歳をとってから」と思っていることでしょう。しかし、なるべく早い時期から書くことをおすすめします。一般的には、病気が多くなってくる40歳を過ぎたら書き始めるのがよいといわれていますが、年齢は気にしないで**思い立ったときから書き始めましょう**。

　ある日突然、がんであることを告知され、余命も短いことがわかったとします。そのような状況では、リビングウィルを落ち着いた心境で書くことは難しいでしょう。可能な限り元気なうちに、まず書いてみて、それを**定期的に見直す**ことが大切です。

　また、リビングウィルがあることを誰にも知らせず、見つけにくい場所に保管しておくことは避けましょう。いざ効力を発揮すべきときに家族や医療スタッフの手に渡らず、後になって「遺品整理をしていたら棚の奥から見つかった」などということになっては、書いた意味がなくなってしまいます。事前に中身を読まれるのが恥ずかしいと思うときは、保管場所だけでも周囲の人に伝えておきましょう。

　本書の第4章には、当会が作成している『私の生き方連絡ノート』をそのまま収載していますので、すぐにリビングウィルを作成することができます。自分で文章を作って書くのが面倒だと感じる人もいるかもしれません。しかし、**考えながら自筆で書く**ことが本書の目的でもあり、そこに大きな意味があります。第1～3章の内容は、『私の生き方連絡ノート』を書くために役立つ知識や情報をまとめたものなので、ぜひ参考にしてください。

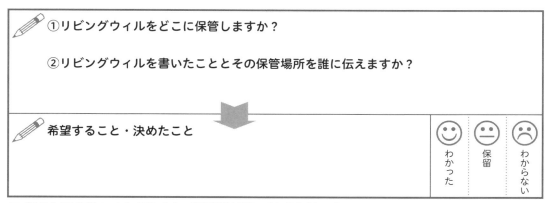

➡『私の生き方連絡ノート』を書いたら、保管場所を周りの人に伝えましょう。

7 アドバンス・ケア・プランニングの考え方

 治療の選択だけでなく、ケア全体の取り組みを明確にしましょう。

keyword
☐ アドバンス・ケア・プランニング
☐ 事前ケア計画
☐ 患者の意思決定支援計画

　リビングウィルは、文書に書き記すことだけが大事なわけではありません。内容を考える過程において、自分の人生をふり返りながら、家族や仕事との関わり、生活の質、死生観、宗教観などを再認識する絶好の機会となるのです。リビングウィルとしてエンディングノートを書くときは、もちろん1人で書いてもよいのですが、家族や友人と話し合いながら一緒にページを綴っていけば、普段は話しにくかったことを話すきっかけにもなりますし、お互いの考えや理解がより深まるでしょう。

　近年、事前指示を行うための新たな手法として、**アドバンス・ケア・プランニング**が注目されています。日本では**事前ケア計画**や**患者の意思決定支援計画**とも呼ばれており、今日の**緩和ケア**の考え方に近い部分があります。今後の人生をどこで、どのような生活をして、どんなケアを受けて最期を迎えるかを計画し、本人の意思決定能力の低下に備えた対応を行います。事故や病気などで倒れて自分に意思決定能力がなくなっても、自分が語ったことや書き残したものから自分の意思が尊重され、患者本人にとって最善の医療が受けられると安心できるようなケアの実現を目標としています。

　本人とその家族だけでなく、主治医などの医療スタッフも含めて一緒に話し合いながら、「自分の受けたい医療、受けたくない医療」、「自分の代わりに医療の決定を任せたい人の指名（代理人の指名）」、「看取りの場所の希望（自宅や施設、病院）」などを決めていきます。前述のように、将来に渡って本人の希望や価値観に沿った医療やケアを具体化することが、アドバンス・ケア・プランニングの大きなねらいです。これまでのように事前指示を行うだけではなく、患者の意思決定を幅広く支援する取り組みとして、今後広まっていくことが期待されています。

　本書の第4章にある『私の生き方連絡ノート』を書くことは、まさに**アドバンス・ケア・プランニングを実践すること**を意味しています。そして、『私の生き方連絡ノート』の中にある「意思表示カード」は事前指示であり、リビングウィルに相当するものです。前項で、『私の生き方連絡ノート』は、いろいろ考えながら自分の言葉で書くことに大きな意味があると説明しましたが、これは自分の望むかたちの将来を具体的に想像して、どのように生活するかを決めるために必要な、とても重要なプロセスの一部であるからです。

医療の事前指示、意思決定支援の考え方

アドバンス・ケア・プランニング（ACP）
将来の意思決定能力の低下に備えて、個々の治療の選択だけでなく、療養場所や看取りの場所、自分の価値観や思想に基づくさまざまな希望を、家族、代理意思決定者、医療者、ケア提供者と一緒に話し合って計画すること。自分ひとりで決めるのではなく、希望に沿った医療のゴールを周囲の人と共に目指すことで、深刻な状態で治療の決断を迫られる場合でも、本人と関係者の理解が一致し、幸福感や満足感が高まります。ACPは、本人の希望が尊重されやすいという利点があり、事前指示では補いきれなかった意思決定支援に重点が置かれています。

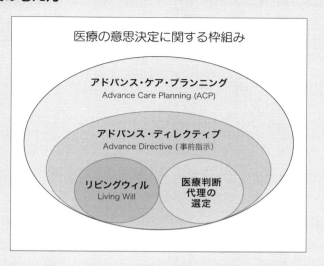

アドバンス・ディレクティブ（事前指示）
リビングウイルや代理意思決定者の指名などを含め、自分が意思決定できなくなったときの医療行為について、さまざまな希望や指示を前もって示すこと。

リビングウィル
人工呼吸器、心肺蘇生、人工栄養についての希望など、急変時や終末期の医療の中身に関する具体的な指示を表明した文書。

医療判断代理の選定
医療についての決断を下すことができなくなった場合に、自分の代わりに決断を下す人（代理意思決定者）を指名すること。

 これまでの生き方、大切にしていることは何ですか？
（自分の価値観やものの考え方が、治療方針を決めるときに参考になることがあります。）

 希望すること・決めたこと

わかった／保留／わからない

➡「わかった」に〇を付けたら、P.65『私の生き方連絡ノート』「■私について」を記入しましょう。

8 生と死について考えてみよう

 死を考えることは、どう生きるかを考えることでもあります。

keyword
☐ 死生観
☐ 尊厳死
☐ 生活の質

　私たちは誰もが老いや病気、そして死を避けることができません。死が不可避である以上、後悔しない最期を迎えるにはどうしたらよいかを考えることが大切です。**死について考えることは、生きることを考えることでもあります**。どのような場所で、どのように生活したいのかを考えることによって、人生の目標や目的が見出され、自分が満足のいく有意義な生活の実現につながっていきます。もちろん、すべてが思い通りの人生になるわけではないのは承知のうえで生きているわけですが、自分の死について考えると、生き方も変わってくるのは確かなことです。

　例えば、患者さんが自分の病気を正しく理解して、早期から病状や治療経過を医療チームと一緒に確認しておくと、予後がよくなり**生活の質が向上した**という研究報告があります。人生の残された時間で何をするべきか、何がしたいのかを考え、それを実現しようとする気持ちが生命力につながると考えられます。すべての人がそうであるとは限りませんが、死に対する恐怖や不安があっても、落ち着いた気持ちで自分の置かれている状況を正しく理解することで、よりよい療養生活がもたらされる場合もあるのです。

　医療技術の進歩により、終末期の状態と判断される状況になっても、相当期間の延命を図ることが可能になってきました。たくさんの管や電線などが体に取りつけられた様子を例えて、スパゲッティー症候群などといいますが、そのような状態が患者さんにとって本当によいのかどうかが問われています。生活の質を重視して延命せずに自然に死ぬのか、どのような治療も行って1秒でも長く生きるのかは、人によって考えが異なります。

　日本尊厳死協会の説明によると、尊厳死とは、「傷病により不治かつ末期になったときに、**自分の意思で、死にゆく過程を引き延ばすだけに過ぎない延命措置をやめてもらい、人間としての尊厳を保ちながら死を迎えること**」とあります。現在の日本は、尊厳死について明確に規定した法律はありません。そのため、治療中に人工呼吸器を取り外すなどした場合、医師は法的責任を問われかねません。海外では、医師による致死薬の処方が認められている国もありますが、そのような安楽死に反対する人は多くいます。法律や制度で尊厳死や安楽死の是非を問うのは非常に困難です。だからこそ、**自分の死生観に沿った医療の選択や事前指示が重要**になるのです。

公開講座でのアンケート結果から

当会が開催した公開講座の参加者から寄せられた、終末期医療や『私の生き方連絡ノート』に関するご意見、感想などを紹介します。

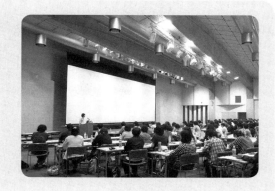

Aさん
『私の生き方連絡ノート』には母親と話し合いをしてすでに作成済みですが、考えも変わっているかもしれませんので、また話し合いをして見直してみたいと思います。主治医、親族との情報共有も必要だとわかりました。

Bさん
高齢者になった今、自分らしい生き方、死に方を本格的に考えなくてはいけないなと思っていたところでした。『私の生き方連絡ノート』を日記帳のそばに置いて書き込んでいきたいと思います。

Cさん（医療関係者）
"生きている間に使えるノート"に出会えてとてもよかったと思います。医療チームで情報を共有するツール、その人を知り理解するためのツールとして活用していきたいと思いました。

Dさん（医療関係者）
職場でアドバンス・ケア・プランニングのことを考えたケアをどのようにしていけばよいかと思っていました。お話させていただく方の価値観や人生観、死生観を大切に、患者さん、ご家族と生き方について話せるようにしたいと思います。

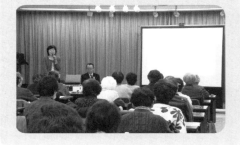

Eさん
母をがんで亡くしました。主治医、ケアマネさん、本人、いろいろな人と話し合って最後はホスピスで過ごしました。でも本当の母の気持ちはどうだったのだろうと今でも思うことがあります。

COLUMN
日本での事前指示の考え方

Text 三浦 靖彦

　筆者は、1995年から「事前指示」についての調査研究をしてきました。600名の透析患者さんを対象に、事前指示書の説明をした後で、「あなたは事前指示をしたいですか？」と質問しました。すると、81%の人が「事前指示をしたい」と答えました。また、「あなたは事前指示をしていますか？」という質問には、36%の人が「家族に話してある」と回答しました。

　次に「事前指示を書くのは何のためですか？」という質問をしました。すると、「自己決定の尊重」を理由に挙げた人が39%、「家族の負担を軽くするため」と答えた人が61%でした。

　さらに「事前指示をして、どれくらい忠実に守ってほしいですか？」という質問に対して、日米の比較を行いました。「自分の指示を忠実に守ってほしい」が12%（米国39%）、「事前指示を全く気にしないで、家族と主治医で話し合って決めればよい」が日本16%（米国31%）、残りの人は、「ある程度は自分の指示を取り入れながら、家族と主治医で決めてくれればよい」という回答でした。米国の自律尊重主義と、日本の家族・社会尊重主義の違いが如実に現れた結果といえるでしょう。

　日本では36%もの人が「家族に話してある」と回答した事前指示ですが、はたして家族や主治医は、自分の終末期医療に対する希望をきちんと理解してくれるのでしょうか？　米国では、「全く理解していない」という結果が得られた調査がありました。日本には、「阿吽（あうん）の呼吸」や「以心伝心」という言葉があります。そこで、「日本人はきっと理解できるだろう、そしてそれを世界に伝えよう」と考え、調査を行いました。患者、家族、主治医それぞれに「患者の希望」を聞き、その一致度を統計学的に検証しました。しかし、結果は米国と同様でした。「家族には話してある」「家族や主治医は理解してくれているはず」と思っていても、統計学的には、患者さんの終末期に対する意向を、家族や医療者は正しく理解できていないのです。

　この結果から、もっと書きやすく、正確に伝えられる指示書の必要を感じ、これまでいろいろな種類の事前指示書を試作してきました。当会の『私の生き方連絡ノート』は、上記のようなさまざまな研究成果を取り入れて作られています。

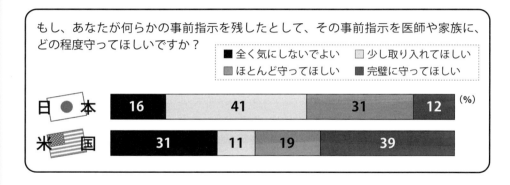

もし、あなたが何らかの事前指示を残したとして、その事前指示を医師や家族に、どの程度守ってほしいですか？

■ 全く気にしないでよい　□ 少し取り入れてほしい
■ ほとんど守ってほしい　■ 完璧に守ってほしい

日本：16 / 41 / 31 / 12 (%)
米国：31 / 11 / 19 / 39

第2章

終末期医療と延命治療を理解しよう

－人生最後の医療を自分で決めるために－

9　終末期の医療における重要な選択
10　延命治療で行われる処置
11　食事ができなくなったとき
12　胃ろう（胃に栄養を直接入れる）
13　静脈栄養法（血管に栄養を入れる）
14　人工的栄養補給は行わない
15　人工呼吸器を装着するとき
16　認知症が進んだときの医療の選択

9 終末期の医療における重要な選択

終末期には種類があり、病気の状態などによって異なります。

keyword
☐ 終末期
☐ 人生の最終段階
☐ 医療の決定プロセス

　終末期とは、一般的に下表にある❶～❸の条件を満たすときとされています。一言でいうと、**現在の治療では回復が困難な状態**です。近年では、「人生の最終段階」とも呼ばれています。慢性の病気が次第に悪化して治る見込みのない状態が何年も続くときもあれば、突然の大怪我や心臓発作などで直ちに生命を左右する深刻な状況に陥ったときなど、終末期にはさまざまな状態があります。終末期にどのような医療を受けたいか、または受けたくないかは、その人の生き方の質に関わるとても重要な問題です。また、終末期の医療では、栄養補給、透析療法、人工呼吸器などの実施について問題となる場面が多くあります。家族や周囲の人に、それらの治療を開始するかどうかといった選択が求められる状況も起こりえますが、それは生死の選択を問うことでもあるのです。

　厚生労働省は、「人生の最終段階における医療の決定プロセスに関するガイドライン」を公開しています（P.16）。指針の基本は、**患者本人の意思を優先し、それがわからないときは医療チームと家族が相談して患者にとっての最善を模索する**というものです。しかし、終末期になったらどうしたいかを家族で話し合う機会はあまり多くなく、家族が本人の考え方を理解しないまま選択せざるを得ない場合があります。それは家族にとって精神的にも大きな負担となり、また家族間で意見が対立するなどのトラブルにつながることが少なくありません。だからこそ、本人の意見を知ることが重要になってきます。

「**終末期を満たす条件**」（全日本病院協会による定義）
❶ 医師が客観的な情報を基に、治療により病気の回復が期待できないと判断すること。
❷ 患者が意識や判断力を失った場合を除き、患者・家族・医師等の関係者が納得すること。
❸ 患者・家族・医師等の関係者が死を予測し対応を考えること。

「**終末期の種類**」（日本学術会議の報告「終末期医療のあり方について」2008年より）
病気の種類や状態によって、終末期の時間は大きな差が生じます。より詳しく「**急性型終末期**」「**亜急性型終末期**」「**慢性型終末期**」に分けて呼ぶこともあります。
　急性型終末期 .... 事故などの救急医療
　亜急性型終末期 ...... がんなど
　慢性型終末期 .... 高齢者、植物状態、認知症など長く闘病する慢性の疾病

10 延命治療で行われる処置

どこまでが救命治療で、どこからが延命治療かの線引きはできません。

keyword
☐ 延命治療
☐ 生命維持処置
☐ 事前の意思表示

　不治の病で治る見込みがなく、余命があと3カ月程度と告知されたら、「延命だけの治療は望まない」と考える人もいることでしょう。病気が治ることを期待する積極的な治療ではなく、避けられない死を一時的に延ばす医療行為は、一般的に**延命治療**や**延命処置**と呼ばれています。日本学術会議では、延命処置とは、「生命維持処置を施すことによって、それをしない場合には短期間で死亡することが必至の状態を防ぎ、生命の延長を図る処置・治療のことをいう」と定義しています（臨床医学委員会終末期医療分科会、2008年）。

　一般的な延命処置としては、「胃ろう（胃に栄養を直接入れる）」（P.28）「静脈栄養法（血管に栄養を入れる）」（P.30）「人工呼吸器の装着」（P.34）などがあります。上記の定義にある生命維持処置とは、このような人工栄養を入れたり人工呼吸器を装着することをいいます。また、腎臓透析、抗生物質投与、輸血なども延命治療に含める場合があります。「この治療は救命治療か？　延命治療か？」と疑問に思うことがあるかと思いますが、患者さんの状況によって、救命治療であったり、延命治療であったりします。病気や病状によって位置づけが変わるのです。

　自分で延命治療を拒否する場合は、**事前の意思表示**が重要になります。家族や周囲の人は1秒でも長く生きていてほしいと思うでしょうから、**延命治療に対する自分の考えを身近な人と話し合っておく**ことが大切です。

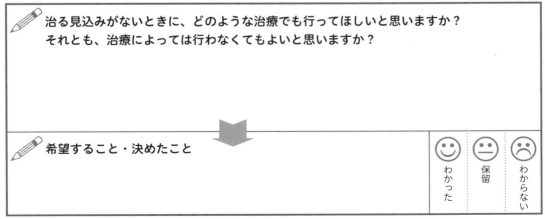

➡「わかった」に○を付けたら、P.75「意思表示カード」を記入してみましょう。

11 食事ができなくなったとき

安全に食べることができないときは、人工的に栄養補給を行います。

keyword
☐ 嚥下障害
☐ 誤嚥性肺炎
☐ 認知症

　私たちは普段、食事を口からとることを当然のようにしています。しかし、高齢者にとってはそれは必ずしも当たり前のことではなくなり、噛んで呑み下す力が衰えると、ものを口から安全に食べられなくなる**嚥下障害**になることがあります。そのような状態で食事を取り続けると、**誤嚥性肺炎**を起こしてしまう危険性があります。また、認知症の進行によって食事摂取の意欲がなくなり、食が極端に細くなったり、まったく食べられなくなる場合もあります。体に栄養を取り入れないと、衰弱して危険な状態になるので、食事ができなくなるというのは非常に深刻な問題なのです。

　嚥下障害が起きたとき、通常の食事に相当する水分や栄養を人工的に補給する方法として、**胃ろう**（P.28）や**中心静脈栄養法**（P.30）などがあります。近年、それらの人工的水分・栄養補給が、状況によっては本人の負担になるだけで有益にならないこともあるのではないかと考えられるようになってきました。本人が欲していない水分や栄養を人工的に補給することについて、倫理的な面からも疑問視する声が聞かれるようになってきています。しかしながら、人工的水分・栄養補給によって**生命を維持して回復につながる**ケースも多々あるので、一律に是非を決めることはできません。負担になるからといって単純に否定的に捉えるのではなく、よい面と悪い面を正しく理解することが大切です。また、病気の種類によっては、人工的水分・栄養補給が生きていくための必要条件になります。

　胃ろうの情報提供を行っているNPO法人PEGドクター・ネットワークは、「治療のための胃ろう」、「よりよく生きるための胃ろう」、「看取るための胃ろう」の3段階に分けて考えることを提唱しています。患者の判断力がないときに胃ろうや中心静脈栄養法を検討する場合は、医学的な状況に加えて、患者本人の希望や利益を尊重し、慎重に考える必要があります。ここでも、本人の**意思表示の重要性**が問われてきます。

　どういう状況なら必要か、または不必要か、先ほどの胃ろうの3段階のように状況に応じて考えていくことが大切です。胃ろうや中心静脈栄養法とはどういう処置なのかを正しく理解し、なおかつ患者さんの病気の状態と、その治療を行ったあとの今後の見通しを立てなければよりよい判断はできないので、わからないことは医師と相談しながら決めていくようにしましょう。

嚥下障害

嚥下とは、水分や食べ物を口から飲み込んで、のどから食道、胃へと送り込むことです。これらの過程のどこかがうまくいかなくなることを「嚥下障害」といいます。

大きく分けて２つの原因があります。１つは通り道自体の構造異常で、頭頸部腫瘍（舌がん、咽頭がん）や食道がん、食道炎などです。もう１つは通り道の動きの問題で、うまく食べ物を送れないことがあります。脳梗塞をはじめとした脳血管疾患や神経疾患が原因ですが、加齢による機能低下も原因になります。

誤嚥性肺炎

のどは、食べ物の通り道であると同時に、空気の通り道（気道）でもあり、「嚥下」と「呼吸」を同時に行うには両者の高度な協調が必要です。「誤嚥」とは食べたり飲んだりしようとしたときに、飲食物が誤って食道ではなく気管に入ってしまうことをいいます。

私たちも何かの拍子にむせこむことがありますが、気管に入った異物を押し出そうとする身体の防御反応なのです。しかし、神経に異常があったり、筋力が落ちていたりする高齢者では、むせこむこともできず、知らず知らずのうちに誤嚥を繰り返していることがあります。飲食物だけでなく唾液が気管に入る場合もあるので、食事をしていないからといって誤嚥が起こらないわけではありません。このようにして異物や唾液が肺に入ることで起こる肺炎を、誤嚥性肺炎といいます。

 終末期における胃ろうなどの人工的な栄養補給を否定的に捉える人が多い中で、それらの栄養法が、体の回復を目的とする治療のために一時的に用いられるケースもあることについて、どのように感じましたか？

 希望すること・決めたこと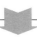

➡「わかった」に○を付けたら、P.67『私の生き方連絡ノート』「❷今の自分が望む医療、闘病のかたち」を記入してみましょう。

12 胃ろう（胃に栄養を直接入れる）
― 人工的栄養補給 ① ―

胃ろうは、胃に直接"管"を通して、水分や栄養を入れます。

keyword
☐ 胃ろう
☐ 経腸栄養
☐ 経管栄養

　水分や栄養を人工的に補給する方法は大きく分けて、消化管から入れるか、血管から入れるかの2通りがあります。胃や腸に問題がない場合は、経腸栄養法が多く選択されます。口から食べたときと同じように栄養が腸から吸収されるという点で、自然な栄養法といえます。また、腸を使うことは免疫機能の維持にも役立つことがわかっており、腸の機能が保たれ、かつ身体がその栄養を利用できる状態であれば有益な手段です。経腸栄養法の代表的なものは、**胃ろう**です。胃ろうが一般的になる以前は、鼻から管を通して水分や栄養を入れていました（経鼻経管栄養）。

　胃ろうによる栄養法とは、おなかの皮膚から胃の中に管を通して胃に直接、水分や栄養を入れる方法です。胃ろうを造る処置のことを、経皮内視鏡的胃ろう造設術（PEG）といいます。胃ろうを造るには、内視鏡（胃カメラ）を使って、局所麻酔のみで行います。皮膚の切開は約5mmと小さく、処置時間も10分程度で済むので、体への負担が少ないことも大きな特徴です。胃ろうは、不快感が少なく、口から食べる訓練がしやすいという利点があります。また、誤嚥性肺炎の予防を期待して造られる場合もあります。しかし、胃ろうからの栄養投与でも、唾液の流れ込み（誤嚥性肺炎）や、胃に入れた内容物が逆流して肺炎や窒息を起こすことを完全に防ぐことはできません。

　欧米の多くの国では、認知症が原因で口から食べることができなくなったときは、胃ろうの一般的な適応とは考えられていない国が多いのですが、それに対して、日本は認知症患者にも広く胃ろうが行われてきました。どのような人が胃ろうの適応なのか、日本のガイドラインの作成が進められています。

　胃ろうを造っている人の大半は、80～90歳代の高齢者です。次に多い世代は60～70歳代の人で、両者を合わせると9割近くを占めます。厚生労働省で集計されている医療情報を基に解析した研究報告では、国内の胃ろう造設術件数は推計で年間約12万件になるといわれています。また、病気別でみると脳卒中が最も多く、続いて神経筋疾患、認知症、がん患者の胃ろうが増えている状況となっています。

経皮内視鏡的胃ろう造設術
(percutaneous endoscopic gastrostomy：PEG)

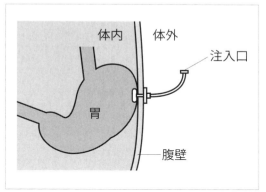

胃内と皮膚の外をつなぐ部分を手術で造り、そこに管を通して胃に直接、水分や栄養を入れます。

胃ろうの長所と短所

長所
- 生命維持に必要な水分と栄養分がとれる。
- 不快感や苦痛が少ない。
- 口からの食事もある程度可能で、胃ろうが不要になれば閉鎖できる。

短所
- 内視鏡を飲めないほどの状態の悪い人にはつくれない。
- 胃からの逆流やのどの奥にある唾液の誤嚥を防ぐことができない。
- 施設によっては入所を断られることがある。

胃ろうを望むか望まないか（一般国民が希望する治療方針）

	望む	望まない	わからない	無回答
末期がんで食事や呼吸が不自由であるが、痛みはなく、意識や判断力は健康なときと同様の場合	7.9 %	71.9 %	18.3 %	1.9 %
重度の心臓病で、身の回りの手助けが必要であるが、意識や判断力は健康なときと同様の場合	7.6 %	72.8 %	17.9 %	1.7 %
認知症が進行し、身の回りの手助けが必要で、かなり衰弱が進んできた場合	5.8 %	76.8 %	16.0 %	1.5 %

2013 年 3 月　厚生労働省「人生の最終段階における医療に関する意識調査」

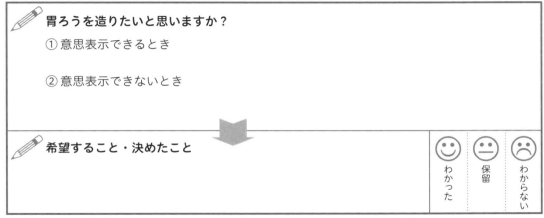

➡「わかった」に○を付けたら、P.71『私の生き方連絡ノート』「4 自分で意思表示ができないとき」を記入してみましょう。

13 静脈栄養法（血管に栄養を入れる）
― 人工的栄養補給 ② ―

点滴や体に管を入れて、血管から水分や栄養を投与します。

keyword
☐ 中心静脈栄養
☐ 末梢静脈栄養
☐ 皮下輸液

　静脈に水分や栄養を入れる方法には、**静脈栄養法**があります。静脈栄養法は、**中心静脈栄養法**と**末梢静脈栄養法**（末梢点滴）の２つに分けられます。

　中心静脈栄養法は、カテーテルと呼ばれる細い管を心臓近くの中心静脈まで入れて、水分や栄養を投与する方法です。日本では、IVH、完全静脈栄養（TPN）、高カロリー輸液とも呼ばれています。太い血管に入れるため、必要に応じてカロリーの高い十分な栄養を安定的に投与することができます。しかし、カテーテルを入れる際の合併症や、カテーテルを介して血管内に細菌が入るなどの感染症を起こすため、定期的な差し替えが必要です。生命活動に必要な５大栄養素（炭水化物、タンパク質、脂質、ビタミン、ミネラル）を静脈から供給し、一般的には**長期に渡って使われる**と予想される場合は、この中心静脈栄養法で行います。全く口から食べることができなくとも、長期間の生存や成長が可能です。

　末梢静脈栄養法（PPN）は、具合が悪くなって病院を受診したときなどに一般的に行われる点滴のことで、手足の静脈から水分、栄養を補給する方法です。前述の中心静脈カテーテルと比べて細い血管を使うため、カロリーの高い十分な栄養を投与することはできないので、水分の補給が主体になります。また、高齢者や痩せている人は血管が脆く点滴の管を入れるのが難しく、また漏れやすいため、頻回に針を刺して入れ替えなければならないこともあります。栄養管理が**比較的短期間**（おおよそ２週間程度）の場合は、末梢静脈栄養法で行います。

　末梢静脈栄養法が難しくなってしまった場合には、**皮下輸液**という手技もあります。腹部や胸部、ふともも、腕などの皮下に針を刺し、そこから少量ずつ水分を投与する方法です。皮下輸液は手技が容易で、在宅でもやりやすいというメリットがありますが、水分（生理食塩水）しか投与できません。

　終末期の医療行為として中心静脈栄養法を選択するかどうかは、本人の意思が重要です。自分の希望、感じたこと、決めたことをメモしておき、考えがまとまったら『私の生き方連絡ノート』に記入しましょう。

人工栄養補給の種類

●中心静脈栄養法

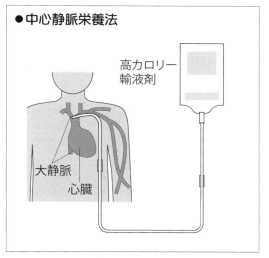

カテーテルと呼ばれる細い管を心臓近くの中心静脈まで入れて、水分や栄養を投与する方法です

●末梢静脈栄養法

一般的に行われる点滴のことで、手足の静脈から水分、栄養を補給する方法です

●皮下輸液

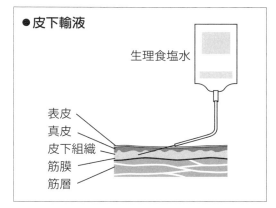

血管に注入する点滴ではなく、皮膚の下を通して必要な水分を緩やかに補給する方法です

人工栄養補給方法の主な特徴

経路	生命維持のための		感染のリスク	療養の場所
	水分	栄養		
中心静脈	十分	十分	あり	病院（入院を要する場合が多い）、または在宅医療
末梢静脈	十分	不十分	少ない	
皮下	ふつう	不十分	少ない	

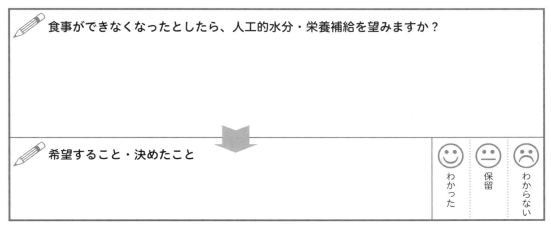

食事ができなくなったとしたら、人工的水分・栄養補給を望みますか？

希望すること・決めたこと　　　　　　　　　　　わかった　保留　わからない

▶「わかった」に○を付けたら、P.73『私の生き方連絡ノート』「④自分で意思表示ができないとき」を記入してみましょう。

14 人工的栄養補給は行わない
― 人工的栄養補給 ③ ―

口から食べられなくなっても、自然に任せたいという人もいます。

keyword
- ☐ 自然死
- ☐ 老衰死
- ☐ 口腔ケア

　食べられなくなって徐々に衰えていく経過は人間の自然な流れであるということから（老衰）、**人工的水分・栄養補給は行わない**という選択もあります。人工的水分・栄養補給を行わないと餓死することになって苦しくなるのではないか、と思うかもしれません。しかし、全身状態が悪化した終末期の状態では、人工的な水分・栄養補給によって浮腫（むくみ）が悪化したり、痰が増えたりすることで、かえって本人の苦痛につながる場合もあります。

　人工的水分・栄養補給を行わない＝何もしない、ということではありません。どうすれば食べられない人が少しでも食べられるようになるかを考えつつ、いかに口の中を清潔に保って肺炎を予防するかが大きな目標となります。医療と介護を連携して、徐々に衰えていく人を温かく、そして優しくケアしていくことが問われます。一人ひとりに寄り添った対処は手間も時間もかかりますが、そういったことも欠くことのできない大切な治療のひとつなのです。

　加齢に伴って、摂食や嚥下の面でさまざまな機能低下が生じます。食べたり話したりできない状態が続くと唾液の分泌が減少し、口の中の汚れを洗い流すことができなくなり、それが汚れのたまる原因となります。抵抗力が低下した高齢者にとって肺炎は致命的な疾患であり、とくに誤嚥性肺炎に気をつける必要があります（P.26）。口内の衛生状態が悪化すると、唾液や食物残さ（食べ物などのかす）といっしょに細菌が気管支や肺に入り込む機会が多くなることで肺炎を発症しやすくなります。肺炎予防のために、舌などの口腔粘膜の汚れを取り除く**口腔ケア**を行うことが重要になります。

　また、食事の工夫も大切です。食べる楽しみは、生活の質の向上にもつながります。食べたり飲み込めなくなった人のための食事を嚥下食といいます。嚥下障害が軽症の場合は柔らかいものや一口大の食事を、中等症はミキサー食やとろみをつけた食事を、重症ではゼリー食を主な嚥下食として使用します。氷などを使って**嚥下訓練**を行うなど、リハビリにも積極的に取り組む必要があります。

第2章 終末期医療と延命治療を理解しよう － 人生最後の医療を自分で決めるために －

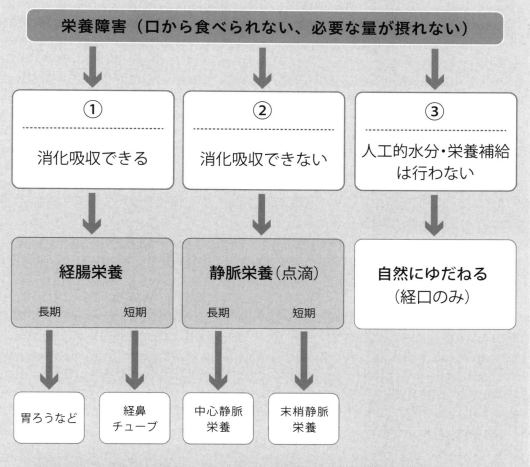

①**経腸栄養** ②**静脈栄養**は、少量の経口摂取と併用される場合があります。

②**静脈栄養**は、消化管機能が回復した（消化吸収できる）ときに①**経腸栄養**が優先される場合もあります。

③自然にゆだねる（可能な限りの経口のみ）を選択した場合に行う工夫

- 口腔ケア（口腔内細菌の減少による肺炎予防、本人の快適さ）
  歯磨き、スポンジブラシを用いた口腔粘膜ケア、口腔乾燥予防、義歯洗浄。
- 薬剤の形状や投薬法の工夫
  トロミ剤、口腔内崩壊錠・内服ゼリーなどの使用。
- 食事の工夫
  ゼラチンでゼリー状にする、トロミをつける、むせやすい食材を避ける。

15 人工呼吸器を装着するとき

 人工呼吸器を付けるときは、さまざまな目的と考え方があります。

keyword
- [ ] 治すための人工呼吸器
- [ ] 生きるための人工呼吸器
- [ ] 延命治療としての人工呼吸器

　病気や事故によって自分で呼吸ができなくなったときに、気管に入れた管を通して呼吸を補助する機器を人工呼吸器といいます。重症な肺炎や心不全に使用するのは**治すための人工呼吸器**で、病状が回復したら外すことができます。神経系の病気などで呼吸を行う機能だけが低下してしまった患者さんに使用するのは、**生き続けるための人工呼吸器**と考えられます。

　延命治療として人工呼吸器が使用された場合は、元々の病態が終末期であることから、回復の見込みは望めない状況であり、自力での呼吸が可能になる可能性はほぼないと考えられます。臓器移植のための臓器提供をする場合を除き、いったん始めた人工呼吸器を外せるのは**病状が回復したとき**、もしくは**心臓が停止し、死亡と診断されたとき**と考えるのが一般的です。したがって、終末期の患者さんに人工呼吸器を使用するということは、呼吸が止まって死に至るのではなく、**徐々に全臓器の機能が低下して心臓が止まるまで人工呼吸器が外せない**ということを意味します。

　人工呼吸器を使うかどうかの決断を迫られる状況は、考えるための時間的なゆとりがない緊急の場合があります。そのため、自分や家族が終末期医療としての人工呼吸器を使用した延命治療をするかどうかについて事前に話し合っておき、お互いの考えや理解を得ておくことが大切です。

　厚生労働省は、終末期医療の意識調査を1992年から5年ごとに行っています。平成25年の「人生の最終段階における医療に関する意識調査」で示された結果では、末期がんで食事や呼吸が不自由な場合、認知症が進行した場合のいずれも、胃ろうや人工呼吸器、心肺蘇生処置を望む人は1～2割程度でした（右ページのグラフ参照）。また、人生の最終段階における医療、いわゆる終末期の治療方針などについて家族と話し合いをしたことがある人は全体の4割となっています。また、7割の人が事前指示書の作成には賛成と答えていますが、実際に作成したり活用した人はわずかでした（P.13）。いくら人工呼吸器の装着を望まなくても、そのことが家族や医師に伝わらなければ、自分の希望する通りにはならないかもしれません。とくに自分で意思表示ができない状態では、リビングウィルや自分の代わりに治療を決めてくれる人の存在が重要になります。

第 2 章　終末期医療と延命治療を理解しよう － 人生最後の医療を自分で決めるために －

さまざまな終末期の状況において希望する治療方針 ——受けたい治療について——

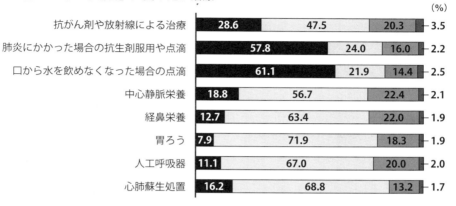

Q「末期がんで、食事や呼吸が不自由であるが、痛みはなく、意識や判断力は健康なときと同様に保たれている場合」に受けたい治療

(%)
治療	望む	望まない	わからない	無回答
抗がん剤や放射線による治療	28.6	47.5	20.3	3.5
肺炎にかかった場合の抗生剤服用や点滴	57.8	24.0	16.0	2.2
口から水を飲めなくなった場合の点滴	61.1	21.9	14.4	2.5
中心静脈栄養	18.8	56.7	22.4	2.1
経鼻栄養	12.7	63.4	22.0	1.9
胃ろう	7.9	71.9	18.3	1.9
人工呼吸器	11.1	67.0	20.0	2.0
心肺蘇生処置	16.2	68.8	13.2	1.7

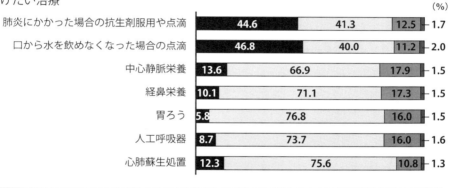

Q「認知症が進行し、身の回りの手助けが必要で、かなり衰弱がすすんできた場合」に受けたい治療

(%)
治療	望む	望まない	わからない	無回答
肺炎にかかった場合の抗生剤服用や点滴	44.6	41.3	12.5	1.7
口から水を飲めなくなった場合の点滴	46.8	40.0	11.2	2.0
中心静脈栄養	13.6	66.9	17.9	1.5
経鼻栄養	10.1	71.1	17.3	1.5
胃ろう	5.8	76.8	16.0	1.5
人工呼吸器	8.7	73.7	16.0	1.6
心肺蘇生処置	12.3	75.6	10.8	1.3

■望む　□望まない　■わからない　■無回答　　対象者：一般国民　2,179 名

2013 年 3 月 厚生労働省「人生の最終段階における医療に関する意識調査」

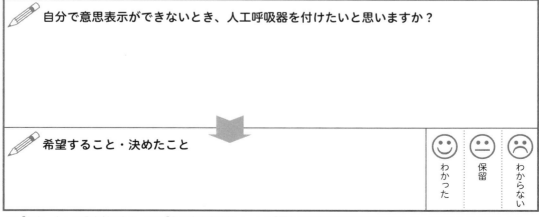

✎ 自分で意思表示ができないとき、人工呼吸器を付けたいと思いますか？

✎ 希望すること・決めたこと

😊 わかった　😐 保留　☹ わからない

➡「わかった」に○を付けたら、P.71『私の生き方連絡ノート』「❹自分で意思表示ができないとき」を記入してみましょう。

16 認知症が進んだときの医療の選択

記憶・判断力の障害などが起こり、生活に支障がある状態です。

keyword
□ 認知症
□ 在宅診療
□ 地域包括ケア

　厚生労働省が公開した資料によると、2012年の時点で国内の**認知症**の患者数は約462万人となっています。認知症の前段階とされる**軽度認知障害**の約400万人を合わせると、高齢者の約4人に1人が認知症、もしくはその予備群という状況です。この数字は医療機関を受診して認知症と診断された人だけなので、実際にはさらに多くの認知症患者がいると考えられます。

　認知症を発病すると、物忘れや被害妄想などの症状が現れます。一般的な経過としては、記憶障害や徘徊などの**精神症状**が出て、やがて筋力が低下して体の動きが鈍くなり、食欲や意欲がなくなってくるなどの**身体症状**が出現します。終末期になると、寝たきりとなり、食事もできなくなって衰弱が進行します。本章で解説した胃ろうや人工的栄養補給は、とくに認知症患者に深く関わる問題です。口から食べることが難しくなると、誤嚥のリスクが高まります。しかし、意思表示できない人にチューブをつないで人工的に栄養を補給することが本当に適切かどうかが、医療の現場でも議論されています。人工的栄養補給を行うのか、誤嚥性肺炎の発症や誤嚥による窒息のリスクが高くても経口摂取を続けるのか、ここでも事前指示の重要性が問われます。認知症が進んだ状態では、自分が望む医療を選ぶことが難しい場合があります。意思表示が困難な状態でも本人が望む治療を把握するために、リビングウィルの存在やアドバンス・ケア・プランニングの実践が大切といえます。

　認知症患者の終末期は、**在宅診療**も含め、地域全体でケアを提供する体制が必要です。現在、認知症に対する意識を高める動きとして、地方自治体と医師会が協力して、**認知症かかりつけ医**や、認知症サポート医の育成が行われています。また、医師に対する教育だけでなく、各地で認知症患者を支援する地域連携のプロジェクト（**地域包括ケア**）が動いており、認知症患者を社会全体で見守る体制が構築されてきています。また、世界保健機構（WHO）は、高齢になるほどがん以外の疾患での死亡が多いこと、高齢者に求められるケアは多種多様であることなどを挙げ、2011年に「**高齢者に対する緩和ケアガイドライン**」を発表しました。この中で、国民全体への教育、医療者への教育、認知症患者に対する緩和ケア、事前指示、リビングウィルの重要性などを述べています。超高齢化社会を迎える日本は、率先して認知症患者に優しい社会をつくる必要があります。

認知症と加齢現象の違い

認知症	加齢現象（老化）
ご飯を食べたことを忘れる（全部）	ご飯のメニューを忘れる（一部）
重要な予定を忘れる	重要な予定など、大事なことは忘れない
物忘れの自覚がない	物忘れの自覚がある
時間などが認識できず、物忘れが激しくなる	徐々に進行する
1人では生活が困難になる	日常生活に支障はない

認知症の主な種類と症状　主に4つの種類があります。

アルツハイマー型認知症
主な症状：物忘れ
特徴
- 物忘れ以外の部分は、比較的保たれている。
- 原因はわかっていない。
- ゆっくりと進行する。
- 初期は老化（単なる物忘れ）と区別がつきにくい。
- 日本の認知症の約5割を占める。

脳血管性認知症
主な症状：物忘れ
特徴
- 脳出血や脳梗塞など脳の血管に異常が起こり、その部分の神経が死んでしまうことによる。
- 起こった部位によって症状が違い、発作の度に段階的に進む。
- リハビリなどで回復が期待できる。

レビー小体型認知症
特徴
- 1日のうちに症状の変動がある。
- スイッチが入ったように急に怒りっぽくなる。
- 幻覚（幻聴、幻視）があり、幻覚を事実と思いこむ。
- パーキンソン症状（筋肉のこわばり、手の震え、動作の鈍化）がみられる。

前頭側頭型認知症
特徴
- 記憶よりも行動に変化が多く見られる。
- 自発性がなくなる、衝動的・反射的になる、抑制が効かなくなる。性格の変化がみられる。暴力行為や窃盗を起こすこともある。
- 進行が早い。
- 若年（65歳未満）に多い。

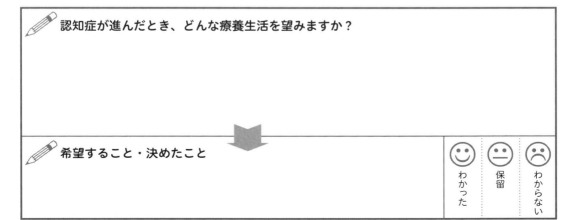

✎ 認知症が進んだとき、どんな療養生活を望みますか？

✎ 希望すること・決めたこと　　　　　　　　　　　　　　　　　　　　😊 わかった　😐 保留　☹ わからない

➡「わかった」に〇を付けたら、P.71『私の生き方連絡ノート』「4 自分で意思表示ができないとき」を記入してみましょう。

COLUMN

フレイルとサルコペニア

Text 渡辺 敏恵

　フレイルもサルコペニアも耳慣れない言葉ですね。でも、これからの高齢社会をどう過ごすかを考えるうえでしばしば出てくる言葉なので簡単に説明しておきましょう。

　「フレイル」とは、英語の"frailty"(虚弱)の日本語訳です。欧米では20年前よりある考え方ですが、日本語にはないため、日本老年医学会が2014年5月に日本語訳として「フレイル」を提唱しました。これは病気の名前ではなく、高齢になったことでおこる心身の機能低下・生理的予備能力の低下した状態を指します。しかしいったん衰えた状態でも適切な対応によって回復も可能な状態です。表1に米国老年医学会で提唱されている評価法を挙げておきます。この表にある筋力の低下は、「サルコペニア」に関係してきます。「サルコペニア」は、高齢者の筋肉量と筋肉機能(筋力と身体能力)の低下が認められる症候群をいいます。フレイルを予防するために注意したいことを表2に挙げました。

　高齢になっても、元気で長生きを目指すために参考にしてください。

表1　フレイルの基準

1. 体重の減少
2. 疲労感の自覚
3. 活動量の低下
4. 歩行速度の低下
5. 筋力の低下

このうち3つ以上でフレイルに該当する（Friedによる）

表2　フレイルを予防するために注意したいこと

1. 十分なタンパク質・ビタミン・ミネラルを含む食事
2. ストレッチ・ウォーキングなどを定期的に行う
3. 身体の活動量や認知機能を定期的にチェック
4. 感染予防（ワクチン接種を含む）
5. 手術の後は栄養やリハビリなどの適切なケアを受ける
6. 内服薬が多い人（6種類以上）は主治医と相談

京都大学 荒井秀典教授による

第3章

医療を受ける場所を決めよう

― 包括的な医療と介護サービスの連携 ―

17　症状に合った医療機関を選択する
18　心と体の痛みをとる緩和ケア
19　緩和ケアが提供される場所
20　在宅医療を支援するかかりつけ医
21　地域包括ケアシステムの構築
22　キュアからケアの医療へ

17 症状に合った医療機関を選択する

 病院の役割を理解して、適切な医療機関を選ぶことが重要です。

keyword
☐ 急性期病院
☐ 療養施設
☐ 回復期リハビリ病院

　病院にはさまざまな種類があり、それぞれ機能や役割が異なっています。国の政策として医療機関を機能別に体系化することで、患者一人ひとりが病状や症状に合った適切な医療を効率よく受けられるようにするのが大きなねらいです。本書の限られた紙面で病院の種類や形態について詳しく解説することはできませんが、これだけは知っておきたい病床の区分として、治療を目的とする**一般病床**と、療養を目的とする**療養病床**があります。

　病気になって最初に入院するのが**急性期病院**です。急性期とは、主に救命や急を要する手術などの治療が必要とされる時期をいいます。症状の経過や必要とされる処置内容に応じて、急性期のほか慢性期、回復期、終末期などに分けられます。突然意識を失って倒れたり、事故などで怪我をしたときに救急車が搬送するのは、救急指定を受けている急性期病院です。以前は、病気が治るまで入院した病院にいることができましたが、現在は、**急性期病院で一定の入院期間が過ぎると退院または療養中心の病院や施設へ移る**ことになっています。例えば、脳卒中や骨折などの後で、リハビリを行って日常生活動作の改善が見込める場合は、**回復期リハビリテーション病院**へ転院になります。リハビリが対象でない病気の場合は、さらに**治療が中心なら医療型療養施設**（医療保険の対象）へ、**療養が中心なら介護型療養施設**（介護保険の対象）へ移ることになります。介護が主体となる場合は、自宅で介護保険サービスを使って療養することも考えられます。

　例外もありますが、原則として、一般病床は急性期の患者さんが入院し、療養病床は病状が比較的安定している慢性期の患者さんが入院する場所とされています。したがって、急性期病院では療養のための長期入院ができないため、自分がかかっている病院が急性期病院なのかどうか、またリハビリが必要なら地域にどのような病院があるのか、長期療養をする場合はどのような病院や施設がよいのかを調べておくことが大切です。

　また、診察や検査、治療に対する診療費が、病院の種類によって異なる点にも注意が必要です。例えば、外来初診料は診療所と病院では差があります。入院費も、病院や病棟の機能によって違いがあり、急性期病棟の検査や手術の費用が別々に請求される場合や、回復期や療養病床では1日の入院費の中にすべて含まれる場合があります。なお、施設、病棟の入院費は、病院の案内や掲示板などで誰でも確認することができます。

病院の種類と機能

1) 医療施設の種類（医療法による分類）
- 診療所……入院施設のない、あるいはベッド数が 19 床以下の医療施設
- 病院……ベッド数が 20 床以上ある医療施設
    - 精神科病院……精神病床のみを有する医療施設
    - 結核療養所……結核病床のみを有する医療施設
    - 一般病院……上記以外の病院

  地域医療支援病院：地域の医療機関からの紹介患者に対する医療等を提供する病院

  特定機能病院：高度の医療を提供するとともに、高度の医療を関する開発・評価および研修を行う病院

2) 医療機能に着目した種類
- 急性期病院……急性期の医療に対応する
- 回復期リハビリテーション病院……急性期病院で治療などを受け、症状が安定した患者に対し、低下した機能などの回復を目指して治療や訓練を行う
- 慢性期病院（慣用としての呼び方）……患者の慢性期の医療に対応した病院

3) その他
救命救急センター、がん診療連携拠点病院など

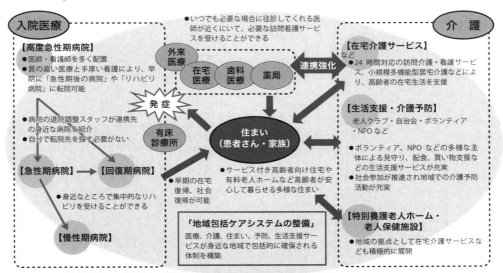

医療・介護サービスの提供体制改革後の姿（サービス提供体制から）

18 心と体の痛みをとる緩和ケア

心と体の苦痛を取り除いて、前向きな生活が送れるようにします。

keyword
☐ 緩和ケア
☐ 生活の質（QOL）
☐ スピリチュアル・ケア

　緩和ケアとは、世界保健機構（WHO）の2002年の定義では、「**生命を脅かす疾患**による問題に直面している患者とその家族に対して、痛みやその他の身体的問題、心理社会的問題、**スピリチュアル**な問題を早期に発見し、的確なアセスメントと対処（治療・処置）を行うことによって、苦しみを予防し、和らげることで、**クオリティ・オブ・ライフを改善する**アプローチである」とされています。クオリティ・オブ・ライフ（quality of life、**QOL**）は、日本語ではそのまま**生活の質**と訳され、いかに充実感や満足感のある生活を送ることができているかを尺度として考える概念です。生活の質は個人の価値観が大きく反映されますので、第1章で解説したように、自分が大切にしたいことや、希望する場所で過ごすこと、人生の目標や楽しみなどについて考えることなどが求められます。緩和ケアは、体の痛みをなくす治療だけでなく、患者さんやその家族が精神的な苦痛や社会的な苦痛も軽減できるように、安心感のある生活が送れるようにすることを目指します。

　また、スピリチュアルという言葉には、単なる「心」や「精神的」という意味を超えた、自己の存在や生の根幹を表すような哲学的で幅広い概念を含んでいます。近年、緩和ケアの分野において**スピリチュアル・ケア**への関心が高まっていますが、実際の医療現場では十分に実践されているとはいえない状況です。スピリチュアル・ケアは、これからの緩和医療に必要とされる意義深いもので、**生きる意味を見出すことへの援助**という視点でみれば、その人の最善の医療を選択していくアドバンス・ケア・プランニングにも深く関わるものであり、その重要性や必要性が強く叫ばれています。

　緩和ケアの定義には「生命を脅かす疾患」と書かれていますが、現在の日本では、**がんに代表される悪性腫瘍やエイズの末期のみが、医療保険制度の緩和ケアの対象**となる疾患です。緩和ケアは治療中の病院や緩和ケア病棟だけでなく、外来診療でも受けることができます。また、自宅でも対応できるように整備が進みつつあります。病院で緩和ケアを受けるためにかかる費用は高額療養費制度の対象になり、自己負担限度額以上の費用については支払の免除、もしくは払い戻しを受けることが可能です。具体的なサービスや費用については、病院で聞いてみましょう。また、がん診療連携拠点病院などのがん相談支援センターでも詳しく教えてもらうことができます。

緩和ケアの内容

- 痛みやその他の苦痛から解放する。
- 生命を尊重し、死を自然の過程と認める。
- 死を人為的に早めたり、引き延ばしたりしない。
- 患者のために心理的、霊的側面を統合したケアを提供する。
- 死を迎えるまで患者が人生を積極的に生きて行けるように援助する。
- 家族が患者の病気や死別後の生活に適応できるように支える（グリーフケア）。
- 患者と家族（死別後のカウンセリングを含む）のニーズを満たすためにチームアプローチを用いる。
- 生活の質（QOL）を高めて、病気の過程に良い影響を与える。
- 病気の早い段階にも適用する。
- 延命を目指すそのほかの治療（化学療法、放射線療法）を併用することもある。
- 臨床的な不快な合併症の理解と、その対応の推進に必要な医学研究も含む。

がんの治療と緩和ケアの関係

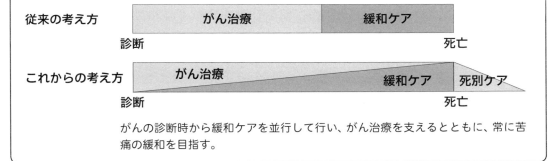

がんの診断時から緩和ケアを並行して行い、がん治療を支えるとともに、常に苦痛の緩和を目指す。

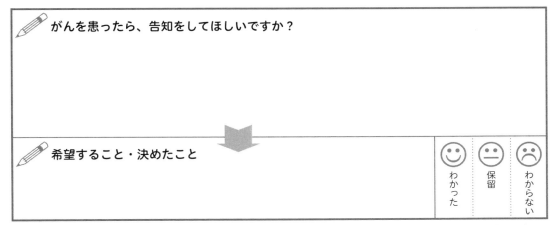

➡「わかった」に○を付けたら、P.69『私の生き方連絡ノート』「❸自分で意思表示ができるとき」を記入してみましょう。

19 緩和ケアが提供される場所

緩和ケア病棟、一般病院や自宅で
緩和ケアが受けられます。

keyword
☐ ホスピス
☐ 緩和ケア病棟
☐ がん難民

　がんなどの終末期の患者さんの苦痛を癒すことを主眼としたホスピスは、1958年にイギリスの医師であるシシリー・ソンダースが、がん患者の研究と治療を始めたことが起源といわれています。また、インドのカルカッタで、「死を待つ人の家」をつくり、路上で死に行く運命にある貧困層の人たちに心を込めたケアを提供したマザー・テレサも、ホスピスや緩和ケアにおける精神面でのケアの大切さを世に知らしめた第一人者であると考えられています。

　日本では、1981年に聖隷三方原病院にホスピスが開設されたのが最初です。緩和ケア（Palliative care）の語源は、pallium（マント、肩衣）からきており、「マントで包むようにして温かくしてあげる」という意味です。国内では、**ホスピス＝単独型の施設、緩和ケア病棟＝病院の中で緩和ケアを専門に提供する病棟**のような意味で使われていますが、実際に**提供される医療はほぼ同じ**です。かつては、緩和ケアは緩和ケア病棟（ホスピス）で受けるのが一般的でしたが、一般の病院や自宅でも受けられるようになり、現在は早期の段階から緩和ケアが適用されます。緩和ケアは終末期に行われるものと誤解されていることがありますが、病気の進行度は関係なく、診断時から導入される場合もあります。終末期のケアを指す言葉として、ターミナルケアがありますが、近年ではあまり使われなくなりました。また、緩和ケアと似ていますが、疾患に関係なく、より広い概念で主に高齢者を対象とするケアをエンド・オブ・ライフ・ケアと呼ぶことがあります。

　ホスピス、緩和ケア病棟を有する病院は増えていますが、悪性疾患の死亡者数に対して、病床数は圧倒的に不足しています。ホスピス、緩和ケア病棟で亡くなる患者数は、がん死亡患者数の7％に過ぎないといわれています。

　緩和ケアは健康保険で認められるようになりましたが、その形式は**包括医療**というもので、どのような医療行為を行っても1日あたり同じ金額です。定額制であることから、CTスキャンやMRIなどの検査を行ったり、高価な抗がん剤を使用すれば、あっという間に病院は赤字になってしまいます。そのため、最後まで治療を希望する患者さんは、ホスピス、緩和ケア病棟ではなかなか受け入れてもらえず、かといって、がん専門病院でも受け入れてもらえないため、いわゆる**がん難民**が発生する原因となっています。

緩和ケアを受ける場所と特徴

一般病棟、外来

一般病棟に入院しているがん患者は、医師や看護師などから、痛みをとる薬の投与や、不安に対する精神的ケアなどの基本的な緩和ケアを受けることができます。また、最近は「緩和ケア外来」を設置している病院が増えてきており、外来診療で緩和ケアを受けることもできます。がん診療連携拠点病院では、緩和ケア外来の設置と、医師や看護師、薬剤師が中心となって緩和ケアを専門的に行う緩和ケアチームの設置が義務付けられています。

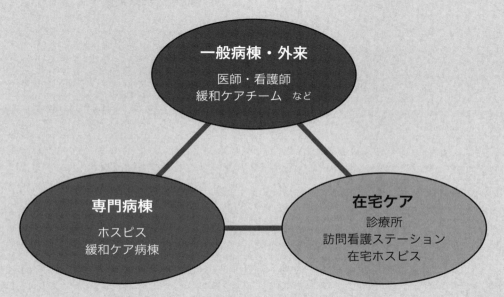

ホスピス、緩和ケア病棟

緩和ケアを専門的に提供する病棟は、ホスピス、緩和ケア病棟、緩和ケアセンターなどと呼ばれています。面会や持ち込み物の制限が少なく、病室は個室になっていることが多いため、プライバシーが守られた環境で自分の家のように生活することができます。施設によってケアの内容は少し異なりますが、原則として抗がん剤などによる積極的な治療は行われず、緩和ケアの専門的な技術をもつ医師、看護師、薬剤師のほか、メディカルソーシャルワーカー（MSW）、理学療法士（PT）、作業療法士（OT）、宗教家（チャプレン）などの他職種で構成されたチームによる充実した緩和ケアが受けられるようになっています。

在宅緩和ケア（在宅ホスピス）

在宅医療では、診療所の外来や往診によって基本的な緩和ケアが提供されます。夜間の往診や看取りにも対応する在宅療養支援診療所が、訪問看護ステーションや訪問介護事業所などと協力して、自宅療養のサポートを行っています。緩和ケア専門の医師や看護師が、緩和ケアを提供している診療所もあります。そのような専門的な在宅緩和ケアでは、痛みなどの身体症状については、病院に入院しているのとほぼ同様の緩和治療が受けられます。また、仕事や旅行などで介護者の負担が大きいときだけ一時的に入院したり（レスパイト入院）、症状が緩和されたら緩和ケア病棟から自宅療養へスムーズに移行する体制も整ってきています。

20 在宅医療を支援するかかりつけ医

在宅医療は、外来、入院につぐ、第三の医療とも呼ばれています。

keyword
☐ 在宅医療
☐ 在宅死
☐ かかりつけ医

　通院が困難なときや、**自宅での療養**を希望する場合は、医師や看護師などが自宅を訪問して、さまざまな治療を続けることができる**在宅医療**を受けられる地域が増えています。在宅酸素療法や人工呼吸療法などの呼吸補助療法、在宅中心静脈栄養療法や成分栄養経管栄養法などの栄養補助療法のほか、在宅人工透析などの補助腎臓療法、排泄補助療法、在宅注射療法が、在宅療法として自宅や各種施設での治療の継続が認められています。

　病気や障害で介護が必要になったとき、一人暮らしや家族による介護が難しいときは、在宅療養を支援してくれる主治医（**かかりつけ医**）を持つことが不可欠です。かかりつけ医は、複数の慢性疾患をもつ患者さんに対し、健康管理や薬の管理なども含め、社会面、経済面、心理面などのさまざまな視点から、患者さんに合った医療を行います。

　在宅医療はさまざまなサービスが関わるため、その内容を理解して上手に利用することが大切です。在宅医療であれば、一人暮らしの高齢者でも自宅で療養して、**在宅死**を実現することも不可能ではありません。在宅医療サービスには、主に以下のものがあります。

❶ **往診**：患者が体調不良のときなど、医師が臨時で診療を行います。
❷ **訪問診療**：医師が患者の同意を得て、計画的に訪問し、診療を行います。
❸ **訪問看護**：看護師などが訪問し、医師の指示のもとに療養上の世話や診療の補助（医療的処置の実施および指導・褥瘡等の予防や処置・かかりつけ医への連絡調整・家族へのアドバイスや指導など）などを行います。
❹ **訪問歯科診療**：歯科医師が訪問し歯科治療、口腔ケアおよび誤嚥予防を行います。
❺ **訪問リハビリ**：理学療法士や作業療法士、言語聴覚士が訪問し、日常生活の自立に向けた訓練を行います。
❻ **在宅患者訪問薬剤管理指導**：薬剤師が薬を持参し、患者または家族に薬学的管理指導（飲み忘れや飲み合わせなど）を行います。
❼ **在宅患者訪問栄養食事指導**：特別食が必要な患者またはその家族に対して、管理栄養士が訪問し具体的な献立をもとに実技を伴った指導を行います。

● 医療サービスを受けるには

　医療処置など医療保険で訪問診療や訪問看護を利用する場合は、担当医からかかりつけ医へ診療依頼を、また訪問看護師ステーションに訪問看護指示書を提出してもらうことが必要です。入院している場合は、退院前のできるだけ早く医療スタッフ（担当医、看護師、患者相談窓口など）に相談して訪問診療を行う医師や訪問看護ステーションなどを紹介してもらいましょう。

　また、市町村の介護保険課や保健所、地域包括支援センターなどの窓口でも、自宅近くで往診してくれる医師や訪問看護ステーションなどの情報を提供しています。介護保険を利用する場合は、ケアマネジャーやかかりつけ医に相談するとよいでしょう。

● その他のサービス

生活支援サービス：家事援助（調理、買い物など）、介護サービス（食事介助、移動介助など）、移送サービス（外出の手伝い、受診の付き添いなど）、その他（動物、植物の世話など）

　これらのサービスを利用するには、サービスの内容によりヘルパーステーション（訪問介護）、シルバー人材センター、家政婦紹介所などに問い合わせましょう。

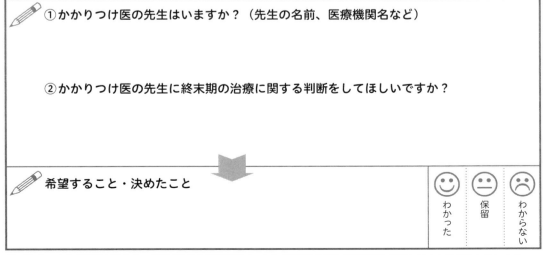

①かかりつけ医の先生はいますか？（先生の名前、医療機関名など）

②かかりつけ医の先生に終末期の治療に関する判断をしてほしいですか？

希望すること・決めたこと　　　　　　　　　　　　わかった／保留／わからない

▶「わかった」に○を付けたら、P.73『私の生き方連絡ノート』「❺自分の代わりに判断してほしい人」を記入しましょう。

21 地域包括ケアシステムの構築

 要介護の状態でも、安心して住み慣れた場所で暮らせます。

keyword
- 地域包括ケアシステム
- 在宅医療・介護連携
- 地域包括支援センター

　厚生労働省は、団塊の世代が75歳以上となる2025年を目途に、重度な要介護状態になっても可能な限り住み慣れた地域で人生の最期まで暮らすことができるように、また高齢者の尊厳の保持と自立生活の支援を行うために、住まい、医療、予防、介護、生活支援が一体的に提供されるサービス体制として**地域包括ケアシステム**の構築を推進しています。地域包括ケアシステムは、保険者である市町村や都道府県が地域の自主性や主体性に基づき、地域の特性に応じて策定しています。

　これまでの医療は急性期医療が中心でしたが、高齢者の増加により、疾病構造は生活習慣病から認知症や寝たきりなどの老年病へ転換し、**複数の慢性疾患を抱えながら地域で暮らす人が増加**しています。独居や高齢者のみの世帯も多く、家族の介護力を期待することが難しい状況となっています。そこで、「**ときどき入院、ほぼ在宅**」を実現するために、「医療」、「予防」、「介護」の専門的なサービスと、その前提としての「住まい」、「生活支援・福祉サービス」が相互に関係し、連携しながら在宅の生活を支えます。

　地域包括ケアシステムの大きな目的としてあるのが、**施設から在宅へケアの場を移行する**ことです。我が国は高齢化社会の到来で、従来のように介護ケアを入所型施設で対応していくことが困難な状況になっていきます。そのため、24時間ケアが受けられる入所施設ではなく、高齢者が自宅で暮らすことを基本として、それを地域全体で支えていく地域完結型ケアに移行することを大きなねらいとしています。それには、自治体が主体となって、その地域に見合った地域包括ケアシステムを構築して、それを運営していく必要性が求められます。

　地域包括ケア実現に向けた中核的な機関として各市町村が設置している施設に、地域包括支援センターがあります。2012年4月現在、全国で約4,300か所（支所を含めると7,000か所以上）が設けられています。社会福祉士や保健師などがチームを組んで相談支援やケアマネジメント業務にあたっていますので、高齢者の介護で困ったことがあれば、まずは地域包括支援センターに相談してみましょう。医療（在宅医療）と介護は別物であると考えられがちですが、両者の連携がなくては地域包括ケアの実現は難しく、システムがしっかり機能するために地域包括支援センターが大きな役割を担っています。

第 3 章　医療を受ける場所を決めよう − 包括的な医療と介護サービスの連携 −

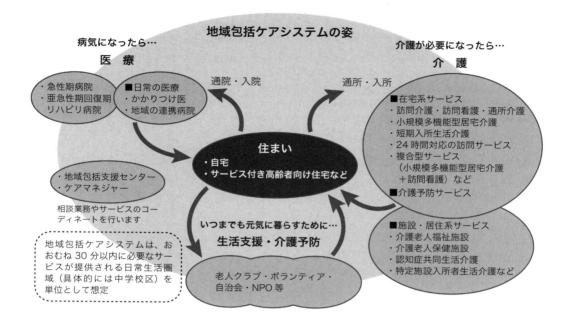

地域包括ケアシステムにおける「5つの構成要素」

「介護」、「医療」、「予防」という専門的なサービスと、その前提としての「住まい」と「生活支援・福祉サービス」が相互に関係し、連携しながら在宅の生活を支えている。

【すまいとすまい方】
　生活の基盤として必要な住まいが整備され、本人の希望と経済力にかなった住まい方が確保されていることが地域包括ケアシステムの前提。高齢者のプライバシーと尊厳が十分に守られた住環境が必要。

【生活支援・福祉サービス】
　心身の能力の低下、経済的理由、家族関係の変化などでも尊厳ある生活が継続できるよう生活支援を行う。生活支援には、食事の準備など、サービス化できる支援から、近隣住民の声かけや見守りなどのインフォーマルな支援まで幅広く、担い手も多様。生活困窮者などには、福祉サービスとしての提供も。

【介護・医療・予防】
　個々人の抱える課題にあわせて「介護・リハビリテーション」「医療・看護」「保健・予防」が専門職によって提供される（有機的に連携し、一体的に提供）。ケアマネジメントに基づき、必要に応じて生活支援と一体的に提供。

【本人・家族の選択と心構え】
　単身・高齢者のみ世帯が主流になる中で、在宅生活を選択することの意味を、本人家族が理解し、そのための心構えを持つことが重要。

厚生労働省ホームページ　2013年3月　地域包括ケア研究会報告書より

地元の地域包括支援センターを調べてみましょう

22 キュアからケアの医療へ

豊かな療養生活は、綿密な医療と介護サービスの連携で実現します。

keyword
- □ 要介護（要支援）認定
- □ 老老介護
- □ 認認介護

　高齢化社会の到来に伴い、社会の疾患構造が変化しています。若年者が減る一方で、慢性期疾患（障害）の高齢者が多くなり、医療だけでなく、予防や介護、生活支援の必要性が重視されています。とくに、医療と介護は、地域包括ケアシステムの根幹をなすサービスです。我が国は急速な少子高齢化で、従来のキュア（治療）主体の病院医療だけでなく、ケア（支援）主体の在宅医療の重要性が高まっています。慢性期疾患は、病状が落ち着いている慢性的な状態で、部分的に症状がよくなることもありますが、基本的には回復が困難です。そのため、慢性期では、機能低下を防ぐ支援や介助を目的としたケアが重要となります。

　高齢者が在宅療養を続けるには、訪問診療や訪問看護などの医療サービスだけでなく、訪問介護やデイケア、ショートステイなどの介護保険で利用できるさまざまな介護サービスがあります。これらのサービスを利用するには、あらかじめ要介護（要支援）認定を受けることが必要です。要介護（要支援）認定の申請は、各市町村の介護保険窓口で受け付けています。わからないことがあれば、地域包括支援センターに相談しましょう。要介護が決定したら、利用できる介護保険サービスの内容や回数などを介護支援専門員（ケアマネジャー）と相談しながら決めていき、**介護サービス計画（ケアプラン）**を作成します。ケアマネジャーは、利用者が必要なサービスを受けられるように、サービス事業者の手配なども行います。

　介護者や家族が病気になったり、旅行などで一時的に介護できないときは、ショートステイを利用しましょう。ショートステイは、介護老人福祉施設などに短期間入所し、食事や入浴などの介護やリハビリが受けられるサービスです。介護が困難な場合でなくても、介護者の負担を軽減するために、定期的にショートステイを利用することもできます。

　昨今、介護疲れによる心中事件や殺人事件も起きており、大きな社会問題となっています。福祉に頼るのは親不孝であるという偏見や、在宅サービスで他人が家の中に上がり込むことに対する抵抗感なども、介護者のストレスとなる場合があります。また、要介護認定を受けた世帯の大半は高齢者どうしの介護による**老老介護**で、介護をする人される人いずれも認知症を患っている**認認介護**も増加しています。在宅療養を長く続けるためには、上手に介護サービスを活用し、介護者が共倒れになることを防ぐことが大切です。

第3章 医療を受ける場所を決めよう − 包括的な医療と介護サービスの連携 −

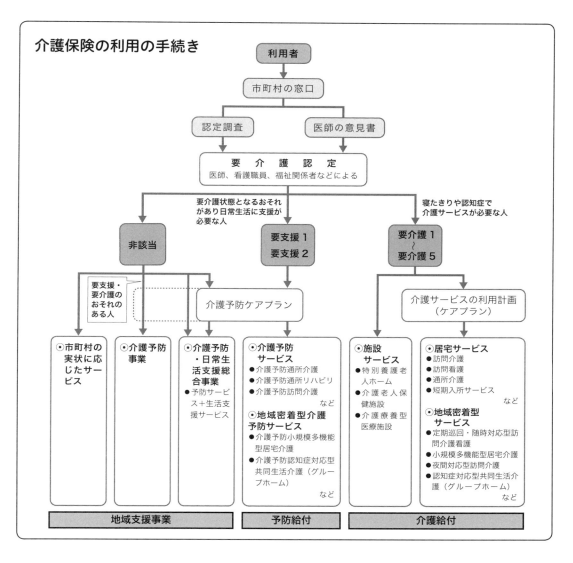

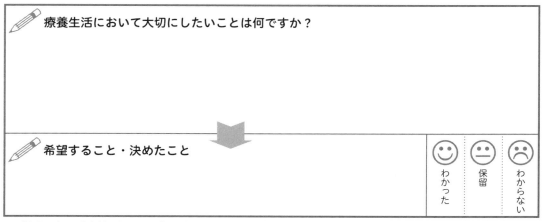

➡「わかった」に○を付けたら、P.69『私の生き方連絡ノート』「❷今の自分が望む医療、闘病のかたち」を記入してみましょう。

COLUMN

全人的ケアとグリーフケア

Text 三浦 靖彦

全人的ケア

医療やケアを提供する際に、これまでは「疾病を治す、障害を取り除く」といった物理的なものが目標とされていました。しかし、この10数年の間で、「患者本人の生活の質（QOL）を高めること。とくに精神面での満足度を高めること」が目標になってきました。患者本人の生活の質を高めるだけでなく、その家族を含めた周囲の環境にまで配慮した医療、ケアを提供しようという考えを「全人的ケア」といい、多職種連携で行うチーム医療が望ましいと考えられています。とくにホスピスケアの分野では、がん患者の痛みは身体的な痛みだけではなく、精神的、社会的、スピリチュアルな痛みから構成されるトータルペインであると考え、この痛みに対して、包括的に対処しようとする際にも、全人的ケアの概念が用いられます。

グリーフケア

死別した患者さんの家族や友人の悲嘆を軽減するために提供されるケアのことであり、死後一定期間後に、手紙を出す、偲ぶ会を開催する、また、ボランティアによる傾聴などを指し、ホスピス・緩和ケア病棟で亡くなった患者さんの家族に提供されることが多かったのですが、近年では、さまざまな団体によるさまざまな活動が展開されています。

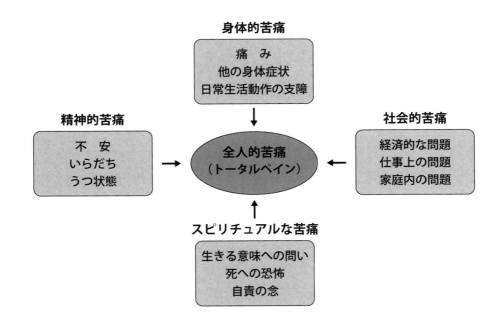

第4章

『私の生き方連絡ノート』を書いてみよう

－アドバンス・ケア・プランニングの実践－

23　『私の生き方連絡ノート』について
付録『私の生き方連絡ノート』

23 『私の生き方連絡ノート』について

　第1章から第3章まで、終末期医療の具体的な内容や事前指示の大切さについて見てきました。本章では、いよいよアドバンス・ケア・プランニングを実践するため、『私の生き方連絡ノート』を書いてみましょう。

　『私の生き方連絡ノート』は、自分らしい「生き」「死に」を考える会が作成し、2010年からは一般の書籍として市販されています。裏表紙を除く全内容を、本書の付録として載せてあります。複数の『私の生き方連絡ノート』が必要な場合や、本書に直接書き込みたくないときは、書店で購入できます（注：本書の付録には、2016年発行の『私の生き方連絡ノート』第4版を収載しています。改訂などにより、本書と内容が異なる場合もありますので、あらかじめご了承ください）。

『私の生き方連絡ノート』の特徴

　『私の生き方連絡ノート』に書く内容は、大きく分けると、①これまでどのように生きてきたか？　②これからどう生きていきたいのか？　③どのように死に向かうのか？　の3つです。これらについて書くことで、自分の気持ちを整理することができるでしょう。また、『私の生き方連絡ノート』には、各項目について具体的に何について考えて書けばよいかわかりやすいように、それぞれの具体例を載せています。医療についてよくは知らないという人でも、具体例を参考にしながら書くことができます。

　市販のエンディングノートや意思表示カードは、"Yes"か"No"かで回答する、いわゆる「○×式」が多いのですが、たとえば○を付けるだけでは、本当に本人が記入したかどうかがわかりません。『私の生き方連絡ノート』は○×式ではなく、自由記述式になっています。自由に自分の言葉で書くことによって、本人の筆跡とわかるだけでなく、どのような思いや考えを持っているかがわかるようになっています。

『私の生き方連絡ノート』を上手に活用いただくために
●いつ書けばよいのでしょうか？

　「エンディングノートは、いわゆる終活なのだから、用意するのは高齢になってからでいい」と思われている人も多いと思います。しかし、アドバンス・ケア・プランニングを実践する『私の生き方連絡ノート』は、これからの人生について意思表示をするものなので、年齢や体調は関係ありません。書き込むまでの考える過程が大切といえます。ノートを眺

めていて、「ここは書いておこう」と思ったときが好機なのです。つまり、いつなら早いとか遅いということはなく、いつ書いてもよいのです。

● どこから書けばよいのでしょうか？
　ページ通りに順を追って書く必要はありません。設問や具体例をみて、書けるところから書いていきましょう。項目によっては、まだ自分の考えを決められず、具体的な内容を書くことができないところもあるかもしれません。その欄は空欄のままにしておいてもよいのですが、何か考えたことや感じたことがあれば少しでも書いておくとよいでしょう。うまく文章にまとまっていなくても、素直な言葉の中に、あなたの生き方が反映され、考えに至った過程も書き込むことで、家族や周りの人は理解しやすくなります。

● 保管場所を誰かに知らせておきましょう
　せっかく書いておいても、『私の生き方連絡ノート』の存在を誰も知らず、必要なときに活用されなければ意味がありません。いざというときに読んでもらうことが大事なので、保管場所を家族や主治医（かかりつけ医）などに知らせておきましょう。また、切り取って使用する携帯用の「意思表示カード」が用意されています。この「意思表示カード」には、『私の生き方連絡ノート』の保管場所を書く項目がありますので、財布などに入れて、外出するときは携帯しましょう。

● 定期的に見直しましょう
　よく考えて書いたと思っても、時間の経過とともに状況が変化し、それによって自分の考えが変わることもあるでしょう。決まった時期、たとえば誕生日や結婚記念日などに定期的に読み直したり、家族で話し合うなど、内容について見直すようにしましょう。

『私の生き方連絡ノート』を記入するときの注意点

　『私の生き方連絡ノート』は、決まった書式や堅苦しい制約などはなく、自分で好きなように書くことができます。しかし、せっかく書いた内容が正しく家族や周囲の人に伝わるように、記入するときの注意点がいくつかあります。『私の生き方連絡ノート』のP.5（本書P.61）に記載してありますので、記入する前にぜひお読みください。
　筆記用具は、ボールペンや万年筆など、消えないインクのものを使いましょう。いったん書いて、あとから書き直しても大丈夫です。書き直すときは、二重線で訂正して、余白部分に新しい内容を書き入れましょう。元の内容を読めるようにしておくことで、自分の考えの軌跡を残しておくことができます。

✤ 本書付録について

P.57〜77　付録『私の生き方連絡ノート』 ➡

『私の生き方連絡ノート』の全ページ（裏表紙を除く）を、付録として掲載しています。なお、本書では、印刷の都合上、モノクロ版となっていますので、ご了承ください。

＜本書付録の使い方＞

　当会で作成している『私の生き方連絡ノート』として、そのままご利用いただけます。複数必要な場合は、単体の『私の生き方連絡ノート』を別途ご購入いただき、そちらに記入していただくこともできます。

　また、『私の生き方連絡ノート』には、切り取って使用する携帯用の「意思表示カード」が用意されています。本書の「意思表示カード」は、P.75にありますので、紙面をコピーしたり切り取るなどしてご使用ください。

✤ 別売りの『私の生き方連絡ノート』について

『私の生き方連絡ノート』は、書籍として市販されています。
全国の書店で購入、お取り寄せできます。

本体価格：460円（税抜）
頁数：20（B5判）
編著：自分らしい「生き」「死に」を考える会
発行：有限会社 EDITEX
ISBNコード：978-4903320182

※本書発行時の情報です。改訂などにより変更となる場合があります。

第 4 章 『私の生き方連絡ノート』を書いてみよう − アドバンス・ケア・プランニングの実践 −

〜医療のためのエンディングノート〜
受けたい医療を家族に伝える

これだけは書いておきたい!!

私の生き方連絡ノート

自分らしい「生き」「死に」を考える会 編

延命治療は受ける？
誰と一緒に考える？

自分で治療を選べない
ときはどうなるの？

Advance
Care
Planning
アドバンス ケア プランニング
communicating
end-of-life choices
in advance

EDITEX

★ 医療のためのエンディングノート ★

あなたは、いざというときの備えをしていますか？

> 病気で倒れてしまったとき
> 助かる見込みがなければ積極的な
> 延命治療はしないでほしい

> 自分の代わりに
> 治療について決めて
> ほしい人がいる

> 病院ではなく
> 家族と一緒に
> 自宅で最期を
> 迎えたい

　このノートは、自分が望む終末期医療についての希望を書いておくものです。

　急な病気や事故で自分で意思表示ができなくなったとき、家族や周囲の人が困惑せずに、あなたの意思を尊重した治療を選んでもらうためには、医療のためのエンディングノート（事前指示書）を準備しておくことが大切です。自分で意思表示ができる場合でも、自分の考えを改めて見直すことで、落ち着いて治療を選択することができるでしょう。

　自分の死について考えることは、最期までどのように生きたいか、ひいては自分の人生を考えることでもあります。終末期に対する想いを書きながら、自分らしい生き方を考えてみましょう。

★ このノートに書くこと ★

　全部で6つのパートに分かれています。記入する順番に決まりはなく、書きやすい項目から進めてかまいません。このノートは自由記述式なので、最初は書きにくい部分もあるかもしれませんが、記入例を参考にしながらゆっくり書いていきましょう。

1. 自分のことについて　… P.6〜7, P.9

　自分の名前、住所、かかっている医療機関などを書きます。次に、大切にしていること、自分の「生き方」について考えてみましょう。

2. 自分が望む医療について　… P.11

　今の自分が、病気になったとしたら、どのような医療を望むか、治療をしながら何を大切にした生活をしたいかを考えてみましょう。

3. 自分で意思表示ができるとき　… P.13

　病気になったときに、病気について知りたいか、知りたくないか、自分の病気について知っておいてほしい人を書いておきましょう。

4. 自分で意思表示ができないとき　… P.15

　急病や事故、認知症などで自分で意思表示ができない場合、どのような治療や生活を望むのかを書いておきましょう。

5. 自分の代わりに判断してほしい人　… P.17

　自分の治療や生活について、自分の代わりに判断してほしい人がいる場合は、書いておきましょう。

6. 意思表示カードの記入　… P.19

　自分の希望について、カード形式で記入します。
　このノートの保管場所を書いた携帯用カードも用意しましょう。

医師からのメッセージ

　私は長年医師として過ごしてきましたが、どうしてもやるせない気持ちになることがあります。それは患者さんの最期が近いとき、果たして治療の選択や処置の状態が、本人の希望に沿ったものかどうかわからない状況に出遭うからです。

　日本では、「死」について語ることは縁起でもないこととタブー視されてきました。もし日ごろから家族・周囲の人たちと、生きるということ、病気になったときのこと、終末期や高齢になったときに、生きる長さを大事にするか、生きる質を大事にするかなどを話し合っていれば、いざというときに家族も判断がしやすいのではないか、と考えました。さらには文字にすることで、想いは残すことができます。そこで、自分自身の生き方や闘病の希望・終末期医療のことなどを考えていただきたいと、このノートを作りました。

　このノートをきっかけにして、あなたの家族や周囲の人たちとともに、何を大切にして、どのように生きたいか、どのような最期を迎えたいのかを話し合い、考えていただければ幸いです。

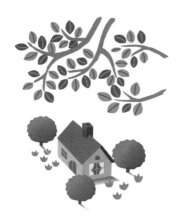

自分らしい「生き」「死に」を考える会
　　　代表　渡辺　敏恵

第4章 『私の生き方連絡ノート』を書いてみよう − アドバンス・ケア・プランニングの実践 −

アドバンス・ケア・プランニング (Advance Care Planning) のすすめ

　自分自身の受ける医療行為についての判断ができなくなったときに、どのような医療行為を希望するのか、もしくは希望しないのかを事前に考えておき、その内容を書面に記したものを「リビング・ウィル」といいます。その希望を家族などに伝えておくことや、いざというときの代理決定者を決めておくことまで含めると（P.16参照）、それは「事前指示」と呼ばれているものになります。また、さらに広い概念として、自分が判断できなくなってしまったときだけでなく、現在から生命が終わるときまでを通して、「どこで、どのような生活をして、どのようなケアを受けて、どのように人生の最終の場面を迎えるか？」を考えることを「アドバンス・ケア・プランニング（ACP）」といいます。

　自分の人生をいろいろと考えながら『私の生き方連絡ノート』を書くことは、まさにアドバンス・ケア・プランニングを行なうことでもあります。そして、人生の最終段階について記載した部分は事前指示であり、リビング・ウィルに相当します。

★ 記入するときの注意点 ★

- ❖ 気持ちの落ち着いているときに記入しましょう。
- ❖ 一年に一度（誕生日などに）は内容を見直しましょう。
- ❖ 考えや状況は変わることがあります。考えが変わったらその都度書き換えましょう。
- ❖ 書き換えるときは、修正したい部分を2本線で引いて、その下に新しく書きましょう。また、書き換えた日付も書いておきましょう。
- ❖ ○×形式ではなく、自分の言葉で自書することで、自分の意思をはっきり示すことができます。もし突然、あなたが意思表示ができない状態になった場合にも、自筆のノートは、あなたの意思を周りの人に知らせる大きな助けとなり、あなたの今後を決める貴重な判断材料となります。できるだけ自分の言葉で書き入れましょう。
- ❖ 医療者と、自分の治療のあり方について相談する際は、わかるまで話を聞きましょう。
　その処置をしたら、どうなるか？　しなければどうなるか？
　それぞれを選択したときの違いを納得がいくまで聞きましょう。
　もしそれでも迷ったら、セカンドオピニオン（他の医師の判断を聞く）を希望するのもよいでしょう。

ふりがな

- **氏名**

- **生年月日** 　　　　　年　　　　月　　　　日（記入時年齢　　　歳）

- **血液型**

- **住所**

- **自宅 Tel.**　　　　　　　　　　　　• **自宅 Fax.**

- **携帯電話番号**

- **メールアドレス**

- **勤務先（名称・所属）**

- **勤務先所在地**

- **勤務先 Tel.**　　　　　　　　　　• **勤務先 Fax.**

- **保険証番号・種類**

- かかっている医療機関

- 担当の医師・ケアマネージャーなど

- 病名

- アレルギー

- 服用中の薬　　※お薬記録シールを貼りましょう。

※書ききれないときはP.20〜21のmemo欄をご使用ください。

書き方のポイント

私の生き方

　まずは、自分の人生について改めて考えてみましょう。過去や現在の生活を見つめ直すことは、自分が望む今後の生き方に大きく関わってくる大切な作業です。後々、近しい人にあなたの思いを伝える助けにもなるでしょう。

　右のページは、すぐには書きにくいかもしれません。他のページから書き進めて、思いがまとまったときに戻ってきてもかまいません。心の整理がついたら、ゆっくり、じっくり考えながら記入していきましょう。

　自分の思いを書き込んでいくことで、このノートは、あなたの『生き方』の貴重な記録になっていくはずです。『死』はその事実だけが切り離されて存在しているのではなく、あなたがこれまでどう生きてきたか、何を大切にしてきたか、これからどう生きていきたいか、ということと直接つながっています。死の瞬間まであなたが自分の人生を生きているということを確認するために、このノートを活用していただければ幸いです。

1 私について

1 大切にしていること

2 大きい出来事

3 家庭・家族

4 学校・仕事

5 友人・周りの人

自分らしい「生き」「死に」を考える

書き方のポイント

- 下記の例を参考にして、自分のイメージを言葉にしてみましょう。
- できるだけ具体的に書きましょう。

1 イメージ

例
- あらゆる手段をとって最期まで病気と闘う。
- 積極的な治療は望まない。
- 標準的な治療を受けたい。
- 最先端の治療を受けたい。
- どんな状況になっても一日でも長く生きたい。
- （　　　　　）までは生きたい。（子供が結婚するまで、など）
- （　　）歳まではできるだけの治療を受けたい。
- 生活の質（口から食べる、声を出す、家で過ごす、仕事を続けるなど）を落とさないことを第一に考えて治療したい。
- ある年齢（　　歳）まで生きたら、あとはできるだけ自然に任せ、医療処置は痛みをとるなど最小限のものにしたい。
- 余命の長さによって希望が変わるか？
  ＜日単位＞　＜週単位＞　＜月単位＞　＜年単位＞
  たとえば、年単位で余命が期待できれば、つらくても治療するが、治療しても週単位でしか余命が延びないなら、その治療はしない。

2 大切にしたいことは何ですか？

例
- 生きる長さ
- 生活の質・・自分で（　　　　）ができること。
- できるだけ自宅で過ごしたい。
- 治療方法に関して自分で判断したい。
- 口から食べられること。
- ＜自宅・ホスピス・病院＞で最期を迎えたい。

3 これだけは嫌なこと

例
- 治療に関して自分で判断させてもらえない。
- 標準的な治療をしてもらえない。
- 痛みのコントロールが不十分で激しい痛みが続く。
- 闘病中、自分らしい生活ができない。
- 必要でも、苦しい検査は嫌だ。
- 具合が悪くなったときでも入院はしたくない。

2 今の自分が望む医療、闘病のかたち

1 イメージ

2 大切にしたいことは何ですか？

3 これだけは嫌なこと

書き方のポイント

病気のとき

❖ 大きな病気になったとき、これから受けるであろう治療について、考えておくこと、まとめておくことはとても大切なことです。
　ここでは、「自分で意思表示ができるとき」のことを書きます。

① 自分の病気（治療）のことはすべて知りたい
② 自分の病気（治療）についてすべてのことは知りたくない
③ 今はわからない
のいずれかを選びましょう。
どうしてそのように考えたか、具体的には何について知りたいかなどがあれば、書いておきましょう。
下記の例を参考にしてください。

　　例　・不治の病になったときは知りたくない
　　　　・がんかどうかは知りたいが、余命は知りたくない
　　　　・病気のことはすべて知りたいし、治療についても自分で決めたい
　　　　・家族にはすべて話してほしいが、治療についての判断はかかりつけ医の○○先生にしてほしい。

①②には、自分の病気のことを一緒に考えたい人、すべてを知っておいてほしい人がいる場合に、その人の名前と関係を書きます。さらに、自分に代わって治療の判断までお願いしたい人がいるときは、P.17「自分の代わりに判断してほしい人」にも書きます。この2つは、同じ人であっても、異なる人であってもかまいません。たとえば、「病気のことは家族全員に知っておいてほしいが、治療の判断などで意見が分かれたときは最終的に配偶者に決めてほしい」といったときに、それぞれ名前を書いておくことができます。なお、P.19「緊急連絡先」は、このノートの存在を知っている人、このノートをすぐに確認できる人を書きます。

❖ 自分で意思表示ができなくなってしまった場合は、さらに具体的なことを考えておいたほうがよいでしょう。「自分で意思表示ができないとき」のことは、次項（P.14 ～ 15）で記入します。

3 自分で意思表示ができるとき

①②③のいずれかを選びましょう。

① 自分の病気（治療）のことはすべて知りたい

そのとき一緒に考えたい人がいたら、名前、続柄・関係を書いてください。
かかりつけ医も含みます。[複数可]

1. 氏名（　　　　　　　　　　　）　続柄または関係（　　　　　　　　）

② 自分の病気（治療）についてすべてのことは知りたくない

でも以下の人にはすべて話してほしい。知っておいてほしい。
その人の名前、続柄・関係を下に書いてください。[複数可]

1. 氏名（　　　　　　　　　　　）　続柄または関係（　　　　　　　　）

③ 今はわからない

自分らしい「生き」「死に」を考える

書き方のポイント

自分で意思表示ができなくなってしまった場合を、
A）脳卒中や事故などで意識が鮮明でないとき（急性期）
B）病気・事故等の闘病が長期間続き、かつ意思表示ができないとき（慢性期）
C）認知症が進んだとき
の３つの場合に分けて、下記の考えたい項目と記入例を参考に、具体的に考えてみましょう。

《 ❹ 自分で意思表示ができないとき の記入の際に考えたい項目と記入例》
考えたい項目
　　ア）蘇生措置（気管内挿管・心臓マッサージなど）を望むか？
　　イ）できるだけの集中治療（手術・透析・輸血・人工呼吸器などＩＣＵのレベルの治療も含む）を望むか？
　　ウ）一般病棟でできるレベルでの治療を望むか？
　　エ）食べられなくなったら、そのままにしてほしいか？
　　オ）食べられなくなったら、胃や鼻からチューブで栄養を入れるか？
　　カ）食べられなくなったら、点滴（中心静脈や末梢）を望むか？
　　キ）そのときの年齢による判断の違いは？
　　　　自分にとっての区切りの年齢（　　歳）を過ぎていたらどうするか
　　ク）配偶者や子どものことをわからなくなってしまったら、それ以上の治療は望まない。
　　ケ）救急車は呼ぶか？　どんなときに救急車を呼ばなくてもいいか？
　　▶A）B）C）について「今はわからない」と書くこともできます。

記入例
① できるだけの治療を望む。蘇生措置もしてほしい。
② 口から最期まで食べたい。食べられなくなってもチューブでの栄養は望まない。集中治療は望まない。蘇生措置は望まない。
③ 食べられなくなったら、チューブから栄養を摂ってもよい。闘病が６か月を過ぎたら蘇生措置は望まない。集中治療は望まない。家族・周囲の肉体的・経済的・精神的負担が大きくなるような治療は望まない。
④ がんの末期になったら自分の家で最期を迎えたいので、どんなことがあっても救急車は呼ばないでほしい。

4 自分で意思表示ができないとき

A）脳卒中や事故などで意識が鮮明でないとき（急性期）

B）病気・事故等の闘病が長期間続き、かつ意思表示ができないとき（慢性期）

C）認知症が進んだとき

書き方のポイント

自分の代わりに判断してほしい人

　本書は、**アドバンス・ケア・プランニング、リビング・ウィル**の形態をとっています（P.5参照）。しかし、あなたにもしものことがあったとき、このノートに書いた通りの状況になるとは限りません。そのような場合は、あなたの家族や周囲の人たちは、ノートに書いてあるあなたの希望を最大限に取り入れながら、医療スタッフと相談することでしょう。本人の希望を尊重することは、下記のガイドラインなどでも示されています。

　自分で意思表示できないときに、あなたに代わって判断を任せたい人（代理人）を指名しておくことも大切です。判断を任せたい人が複数いる場合は、優先順位をつけておくこともできます。その人たちとは、折に触れて話し合い、あなたの考え方、生き方を知っておいてもらいましょう。

★ **事前指示の法的拘束力について**

　終末期の医療に関しては、このノートに書き込んだことが法律的に正式に拘束力があるわけではありません。しかし、

◆「人生の最終段階における医療の決定プロセスに関するガイドライン」
　　平成19年5月（改訂 平成27年3月）　厚生労働省
　　http://www.mhlw.go.jp/stf/seisakunitsuite/bunya/kenkou_iryou/iryou/saisyu_iryou/index.html

◆「高齢者の終末期の医療およびケア」に関する日本老年医学会の「立場表明」2012
　　平成24年1月　日本老年医学会
　　http://www.jpn-geriat-soc.or.jp/proposal/tachiba.html

などの指針が公表され、その中では終末期医療のあり方を決める際に、本人の意思が明らかな場合は、それを優先するように求めています。

5 自分の代わりに判断してほしい人

自分の代わりに判断してほしい人がいたら、名前、続柄・関係を書いてください。かかりつけ医も含みます。複数いる場合は書き足して、優先順位を数字で書いておきましょう。

自分で意思表示ができないとき、判断を任せたい人がいます。

氏名（　　　　　　　）　続柄・関係（　　　　　　　）　優先順位　□

住所

連絡先

年　　月　　日記入

書き方のポイント

意思表示カードについて

予期せぬ急病や事故にあったときで意識が鮮明でない場合のために、自分の希望を書面にしておくことは大事なことです。なぜなら、そのような場合できるだけの治療を望むのはごく自然なことですが、人生にはいろいろな状況の変化があって、ときには下記の例のような理由で、できるだけの治療を望まない、延命のための治療は望まない、という場合も出てくるからです。いざというときに、周りにいる人が悩まないためにも用意しましょう。

自分が急病で明確な意思表示ができないときの治療についての希望を、右ページにある「意思表示カード」に記入して、切り取って携帯しましょう。同じ内容を、右ページの「意思表示カード（控え）」に書いておきましょう。
緊急連絡先に記入した人には、このノートの存在と保管場所を知らせておきましょう。

《 6 意思表示カード の記入例 》

例　B）の ※印は、
- 私はがんの末期なので
- 私は100歳を超えたので
- 私は（　　　　　）という病気で長く闘病してきたので
- 私は自分の信念として、回復の見込みがないまま生きている状態がいやなので

など、延命を希望しない事情がある場合には、その理由を記入してください。

6 意思表示カード

❶「意思表示カード」の各事項を記入します。
❷ 下の「意思表示カード（控え）」に、同じ内容を記入してください。
❸ キリトリ線（ミシン目）にそって、切り取ってご使用ください。

「意思表示カード」は財布などに入れて、外出時はいつも携帯しましょう。

A）を望まない場合は、A）の項目を2本線で消してから、B）の※欄に理由を書いてください。

《意思表示カード（控え）》

私が急病で明確な意思表示ができないとき；

　A）できるだけの治療を望みます。
　B）私は ※＿＿＿＿＿＿＿＿＿＿＿＿＿＿＿＿＿＿＿＿＿＿ので、
　　　延命のためだけの治療はしないでください。

◆緊急連絡先
　① (　　　　　　　☎　　　　　　　　　　　)
　② (　　　　　　　☎　　　　　　　　　　　)

氏名＿＿＿＿＿＿＿＿＿＿＿㊞　　　年　　月　　日記入
住所＿＿＿＿＿＿＿＿＿＿＿＿＿＿＿＿＿＿＿＿＿＿＿
　　＿＿＿＿＿＿＿＿＿＿＿＿＿＿＿＿＿＿＿＿＿＿＿
電話番号＿＿＿＿＿＿＿＿＿＿＿＿＿＿＿＿＿＿＿＿＿

谷折り　　　　　　　　　　　　　　　　　　　✂ キリトリ線 ✂

意思表示カード

私の意思を詳しく書いた『私の生き方連絡ノート』が
(　　　　　　　　　　) に
置いてありますので見てください。

氏名＿＿＿＿＿＿㊞　　年　　月　　日記入
住所 〒＿＿＿＿＿＿＿＿＿＿＿＿＿＿
　　＿＿＿＿＿＿＿＿＿＿＿＿＿＿＿＿
電話番号＿＿＿＿＿＿＿＿＿＿＿＿＿

私が急病で明確な意思表示ができないとき；
A）できるだけの治療を望みます。
B）私は ※＿＿＿＿＿＿＿＿＿＿＿＿＿＿
　＿＿＿＿＿＿＿＿＿＿＿＿＿＿＿＿ので、
　　延命のためだけの治療はしないでください。
◆緊急連絡先
　① (　　　　　☎　　　　　　)
　② (　　　　　☎　　　　　　)

このページには、治療について追加で書いておきたいこと、病気に関する記録、家族に伝えておきたいこと、財産や相続に関して書いた書類があればその場所など、その他なんでも自由に書きましょう。

✎ *memo*

私は、自分で意思表示ができなくなったときに、自分が望む治療について書いた事前指示書『私の生き方連絡ノート』を用意しています。
私が急な事故や病気で意思表示ができなくなっているときに、治療についての判断に迷うことがあれば、このカードに書かれた緊急連絡先に連絡をお願いします。

私の生き方連絡ノート
意思表示カード

自分の受けたい医療を家族や代理人に伝える
私の生き方連絡ノート
意思表示カード

自分らしい「生き」「死に」を考える会
http://www.ikisini.com/

memo

おわりに

　本書を読んでいただいて、当会が考える「自分らしい生き死にを考える」ことについて、より理解が深まりましたでしょうか？

　我が国は未曾有の高齢化社会を迎えようとしています。いままで第二、第三の人生を歩んできた人、これから歩もうとしている人が、明日からどのように過ごしたいかを考え、伝え、書き残すために、『私の生き方連絡ノート』を作成しました。『私の生き方連絡ノート』を書くときの参考や注意点として、このノートの左ページに簡単な解説を掲載していますが、「まだ現実味を持って考えられない」、「もっと詳しい説明がほしい」という声を多く聞き、本書の発行を思い立ちました。

　本書が、「自分らしさ」を考え、家族や友人、関係者の人たちと話し合うきっかけとなり、一人でも多くの人が、自分の人生を自分の望むように生き生きと過ごすための一助になることを願っております。

自分らしい「生き」「死に」を考える会　副代表
三浦　靖彦

執筆者プロフィール

自分らしい「生き」「死に」を考える会

渡辺 敏恵（わたなべ としえ）

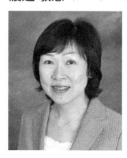

自分らしい「生き」「死に」を考える会 代表
医師
医学博士
東京女子医科大学卒業
阿部病院 内科
東京女子医科大学非常勤講師
NPO法人「高齢社会をよくする女性の会」理事

三浦 靖彦（みうら やすひこ）

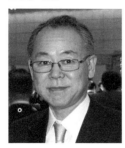

自分らしい「生き」「死に」を考える会 副代表
医師
医学博士
東京慈恵会医科大学卒業
東京慈恵会医科大学附属柏病院 総合診療部 診療部長・准教授
日本臨床倫理学会理事

瀬下 律子（せじもり りつこ）

自分らしい「生き」「死に」を考える会 理事
看護師
川崎市立看護専門学校卒業
日本看護協会看護研修学校看護教員養成課程、
武蔵野大学大学院修士課程医療福祉マネジメント学科修了
病院・看護学校・東京都看護協会等で勤務

円谷 裕美子（つぶらや ゆみこ）

自分らしい「生き」「死に」を考える会 理事
青山学院大学文学部フランス文学科、
日本大学通信教育部文理学部史学専攻卒業

渡邊 彩子（わたなべ あやこ）

医師
横浜市立大学医学部卒業
東京慈恵会医科大学社会人大学院
野村病院などを経て、
現在、武蔵国分寺公園クリニック勤務

秋月 由紀（あきづき ゆき）

自分らしい「生き」「死に」を考える会 理事
精神保健福祉士
早稲田大学教育学部教育心理学専修卒業
文京区職員

自分らしい「生き」「死に」を考える会

「一人ひとりが自身の生き方を考え、その延長としての終末期医療を考えてもらいたい」と実感した者たちがつくった市民グループ。メンバーは、医師、看護師、心理療法士、精神保健福祉士、主婦など。それぞれの立場から、知識や情報を実際の現場に即してわかりやすく提供しています。

◆ 活動内容
- 終末期医療の取組事例などに関する講演やフォーラム活動
- セミナー、シンポジウムなど行事情報の発信、関連情報の配信活動
- 終末期医療をテーマとした研究会活動
- 意思表示を行うための方法として『私の生き方連絡ノート』の提案

◆ ホームページ　　http://www.ikisini.com/
◆ 電子メール　　　info@ikisini.com

自分らしい「生き」「死に」を考える ──「私の生き方連絡ノート」を活用して──

2016年8月1日　初版第1刷発行

編　著	自分らしい「生き」「死に」を考える会
発行人	中川　清
発行所	有限会社 EDITEX（エディテクス） 東京都文京区本郷 2-35-17-301　〒113-0033 TEL. 03-5805-6050　FAX. 03-5805-6051　http://www.editex.co.jp/
印刷・製本	シナノ印刷株式会社

©2016　自分らしい「生き」「死に」を考える会
Printed in Japan
ISBN978-4-903320-45-8